Abdul Salam T. A.
Rekha P. Shenoy
Ganesh Shenoy Panchmal

Qualidade de vida relacionada com a saúde oral: Uma visão abrangente

Abdul Salam T. A.
Rekha P. Shenoy
Ganesh Shenoy Panchmal

Qualidade de vida relacionada com a saúde oral: Uma visão abrangente

Imprint

Any brand names and product names mentioned in this book are subject to trademark, brand or patent protection and are trademarks or registered trademarks of their respective holders. The use of brand names, product names, common names, trade names, product descriptions etc. even without a particular marking in this work is in no way to be construed to mean that such names may be regarded as unrestricted in respect of trademark and brand protection legislation and could thus be used by anyone.

Cover image: www.ingimage.com

This book is a translation from the original published under ISBN 978-3-659-81724-3.

Publisher:
Sciencia Scripts
is a trademark of
Dodo Books Indian Ocean Ltd. and OmniScriptum S.R.L publishing group

120 High Road, East Finchley, London, N2 9ED, United Kingdom
Str. Armeneasca 28/1, office 1, Chisinau MD-2012, Republic of Moldova, Europe
Printed at: see last page
ISBN: 978-620-8-12631-5

RECONHECIMENTO

Aproveito esta oportunidade para expressar a minha profunda gratidão e os meus cumprimentos ao meu grande professor e mentor, **Dr. Ganesh Shenoy Panchmal,** Professor Sénior e HOD, pela sua orientação exemplar, acompanhamento e encorajamento constante ao longo do meu curso de estudo. A bênção, a ajuda e a orientação que ele me deu de tempos a tempos levar-me-ão muito longe na viagem da vida em que estou prestes a embarcar. Agradeço ao Todo-Poderoso por me ter dado a oportunidade de estar associado ao Senhor como seu aluno durante o meu período de estudos.

É com um profundo sentimento de gratidão que, mais uma vez, expresso os meus sinceros agradecimentos à minha conceituada professora **Dra. Rekha P. Shenoy,** leitora, pelos seus valiosos conselhos, paciência infinita, orientação e encorajamento que me deu durante o período de preparação e ao longo do meu curso de pós-graduação. Ela é a professora mais inspiradora de toda a minha carreira, que me incutiu a luz do conhecimento.

Agradeço aos membros do pessoal, **Dr. Vijaya Kumar, Dr. Praven Jodalli, Dr. Sabin Siddique, Dr. Kiran Iyer e Dr. Laxminarayan Sondae,** pelas valiosas informações que forneceram e agradeço a sua cooperação durante o período de preparação.

Dr. Abdul Salam T.A

ÍNDICE DE CONTEÚDOS

1. **INTRODUÇÃO AO OHRQOL**:

A saúde oral é uma parte integrante da saúde geral. Muitas doenças sistémicas têm manifestações na cavidade oral e, por sua vez, muitas doenças orais têm manifestações sistémicas. Por isso, William Osler afirmou corretamente que "a saúde oral é o espelho da saúde geral".[1]

O impacto das doenças orais na qualidade de vida é muito evidente. O impacto psicológico e social de tais doenças na nossa vida quotidiana é facilmente compreensível, o que as torna de considerável importância. Qualquer doença que possa interferir com as actividades da vida diária pode ter um efeito adverso na qualidade de vida geral. Por conseguinte, a noção de Qualidade de Vida Relacionada com a Saúde Oral (QVRSB) é o produto de muitas observações e investigações sobre o impacto das doenças orais em diferentes aspectos da vida.

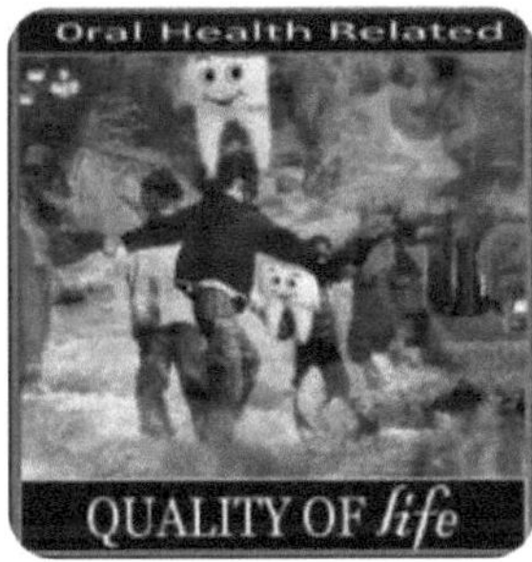

Fig: 1.1

A OHRQOL é um fenómeno relativamente novo, mas em rápido crescimento, que surgiu nas últimas duas décadas. Vários autores exploraram a evolução da QVRSB e documentaram as circunstâncias que conduziram à sua proeminência. Slade e outros identificaram a mudança na perceção da saúde, da mera ausência de doença e enfermidade para o completo bem-estar físico, mental e social, a definição da Organização Mundial de Saúde (OMS), como a questão-chave na conceção da QVRS e, subsequentemente, da QVRSB. Esta mudança ocorreu na segunda metade do século XX e foi o resultado de uma "revolução silenciosa" nos valores das sociedades altamente industrializadas, de valores materialistas que se concentram na estabilidade económica e na segurança para valores centrados na autodeterminação e na auto-realização. Por exemplo, a manutenção de dentes e gengivas fisicamente saudáveis seria a única preocupação em termos de cuidados dentários de um paciente com valores materialistas, ao passo que um paciente com valores pós-materialistas pode ter considerações mais amplas que incluem preocupações estéticas e o impacto da aparência na autoestima e na interação com os outros.[2]

Em consonância com estas mudanças de valores na sociedade em geral e o seu impacto no domínio dos cuidados de saúde, em 1946 a Organização Mundial de Saúde (OMS) introduziu uma mudança de paradigma na definição de saúde. No preâmbulo da sua constituição, a OMS afirma que "A saúde é um estado de completo bem-estar físico, mental e social e não apenas a ausência de doença e enfermidade". Para o campo da medicina dentária, esta nova perspetiva sobre a saúde sugeria que o objetivo final dos cuidados dentários, nomeadamente uma boa saúde oral, já não deveria ser visto apenas como a ausência de cáries ou de doença periodontal; o bem-estar mental e social do doente também deveria ser considerado. O conceito de "Qualidade de Vida Relacionada com a Saúde Oral" (OHROOL) capta o objetivo desta nova perspetiva.[3]

É evidente, a partir da literatura, que a noção de QVRSB surgiu apenas no início da década de 1980, em contraste com a noção geral de QVRSB que começou a emergir no final da década de 1960. Uma explicação para o atraso no desenvolvimento da QVRSB poderá ser a fraca perceção do impacto das doenças orais na qualidade de vida.[2]

Davis P (1976)[4] , numa declaração teórica importante, argumentou que o impacto das doenças dentárias e orais na vida quotidiana é mínimo. Estas doenças não constituem uma ameaça à vida e não dão origem às alterações de comportamento observadas em relação a perturbações mais graves. Esta conceção do impacto das doenças orais foi posta em causa por investigações recentes que demonstraram que essas doenças impõem efetivamente um fardo significativo ao indivíduo e à comunidade.

Reisine ST (1984)[5] A investigação neste domínio mostra que apenas os episódios agudos, as más oclusões e as anomalias dento-faciais receberam alguma atenção no que diz respeito aos seus resultados sociais e psicossociais e mesmo esta investigação é relativamente escassa.

Reisine ST (1984)[6] investigou numa outra pesquisa que a perda de trabalho ocorre como resultado de condições dentárias.

Cushing AM et al (1986)[7] descreveram a prevalência de restrições alimentares, dor, desconforto e insatisfação estética causados por perturbações dentárias.

Locker D e Grushka M (1987)[8] referiram o impacto da dor oral e facial em termos de perda de trabalho, perturbações do sono, hábitos alimentares, repouso na cama, permanência em casa mais do que o habitual e redução dos contactos sociais.

Nikias M (1985)[9] afirma que a medição das consequências destas doenças é essencial para uma compreensão científica completa do âmbito dos problemas de saúde oral, para a tomada de decisões racionais no que respeita à afetação de recursos de cuidados de saúde e para a avaliação dos serviços de saúde dentária. Todas estas discussões sobre índices clínicos e saúde oral recomendam a construção e aplicação de indicadores sócio-dentários.

Claramente, os indicadores clínicos das doenças orais, como a cárie dentária ou as doenças periodontais, não eram inteiramente adequados para captar o novo conceito de saúde declarado pela OMS, particularmente os aspectos do bem-estar mental e social. Este facto criou uma procura de novas medidas do estado de saúde, em contraste com as medidas clínicas do estado de doença. Como resultado, os investigadores começaram a desenvolver medidas alternativas que avaliassem o impacto físico, psicológico e social das condições orais num indivíduo. Estas medidas alternativas assumem a forma de questionários padronizados.[2]

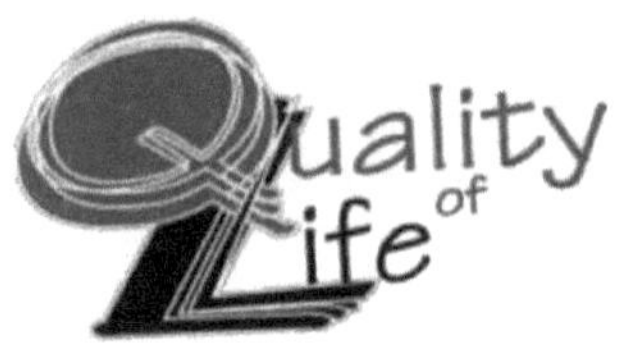

2. CONCEITOS DE QUALIDADE DE VIDA:

De facto, não existe uma definição satisfatória do termo "bem-estar". Recentemente, os psicólogos salientaram que o "bem-estar" de um indivíduo ou de um grupo de indivíduos tem componentes objectivas e subjectivas. As componentes objectivas dizem respeito a preocupações que são geralmente conhecidas pelo termo "nível de vida" ou "nível de vida". A componente subjectiva do bem-estar é designada por "qualidade de vida".

a. Nível de vida:

O termo "nível de vida" refere-se à escala habitual das nossas despesas, aos bens que consumimos e aos serviços de que usufruímos. Inclui o nível de educação, o estatuto profissional, a alimentação, o vestuário, a casa, as diversões e os confortos da vida moderna.

A OMS propôs uma definição semelhante, correspondente à anterior: "O rendimento e a ocupação, os padrões de habitação, saneamento e nutrição, o nível de prestação de serviços de saúde, educativos, recreativos e outros podem ser utilizados individualmente como medidas do estatuto socioeconómico e coletivamente como um índice do "nível de vida".

As diferenças são geralmente medidas através da comparação do Produto Nacional Bruto (PNB) per capita, do qual depende principalmente o nível de vida.

b. Nível de vida:

O termo paralelo para o nível de vida utilizado nos documentos das Nações Unidas é "Nível de vida". É constituído por nove componentes: saúde, consumo alimentar, educação, ocupação e condições de trabalho, habitação, segurança social, vestuário, recreação e lazer e direitos humanos.

Acredita-se que estas caraterísticas objectivas influenciam o bem-estar humano. Considera-se que a saúde é a componente mais importante do nível de vida, uma vez que a sua deterioração implica sempre uma deterioração do nível de vida.

c. Qualidade de vida:

Nos últimos anos, muito se tem falado e escrito sobre a qualidade de vida. Trata-se da componente subjectiva do "bem-estar". As definições variam desde as que colocam uma ênfase holística no bem-estar social, emocional e físico dos doentes após o tratamento até às que descrevem o impacto da saúde de uma pessoa na sua capacidade de levar uma vida plena.

A OMS definiu "qualidade de vida" como "a condição de vida resultante da combinação dos efeitos de toda uma série de factores, tais como os que determinam a saúde, a felicidade (incluindo o conforto no ambiente físico e uma ocupação satisfatória), a educação, as realizações sociais e intelectuais, a liberdade de ação, a justiça e a liberdade de expressão".

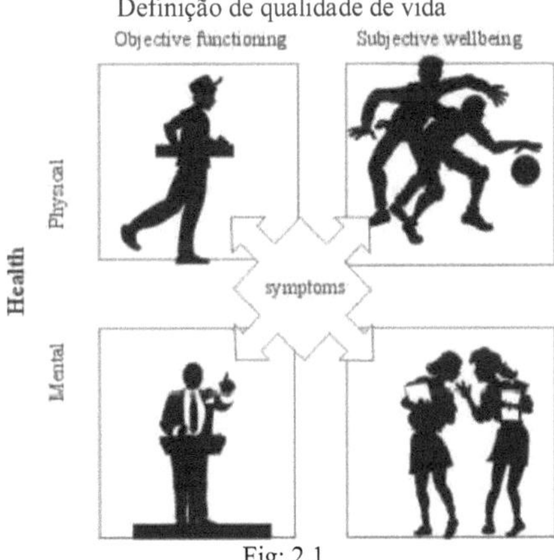

Fig: 2.1

Uma definição recente de qualidade de vida é a seguinte "Uma medida composta de bem-estar físico, mental e social, tal como é percebido por cada indivíduo ou grupo de indivíduos, ou seja, felicidade, satisfação e gratificação, tal como são experimentadas em aspectos da vida como a saúde, o casamento, a família, o trabalho, a situação financeira, as oportunidades educativas, a autoestima, a criatividade, a pertença e a confiança nos outros".

Assim, é feita uma distinção entre o conceito de "nível de vida", que consiste em critérios objectivos, e o de "qualidade de vida", que inclui a avaliação subjectiva do próprio indivíduo. A qualidade de vida é um conceito mais amplo e diz respeito à questão de saber se a doença ou a deficiência limita a capacidade de uma pessoa para desempenhar um papel normal. A qualidade de vida relacionada com a saúde é a diferença entre as nossas expectativas de saúde e a experiência que temos dela. A perceção da qualidade de vida varia entre os indivíduos e é dinâmica dentro deles. Pessoas com expectativas diferentes referem que têm uma qualidade de vida diferente, mesmo quando têm o mesmo estado clínico. As pessoas cujo estado de saúde se alterou podem referir o mesmo nível de qualidade de vida quando as medições são repetidas.

Atualmente, as pessoas exigem uma melhor qualidade de vida. Por conseguinte, os governos de todo o mundo estão cada vez mais preocupados em melhorar a qualidade de vida das suas populações, reduzindo a morbilidade e a mortalidade, prestando cuidados de saúde primários e melhorando o bem-estar físico, mental e social. Reconhece-se que o aumento do nível de vida das pessoas não é suficiente para alcançar a satisfação ou a felicidade. A melhoria da qualidade de vida também deve ser acrescentada, o que significa uma maior ênfase na política social e na reforma dos objectivos da sociedade para tornar a vida mais habitável para todos os que sobrevivem.[10]

A preocupação com a qualidade de vida é, em grande medida, aprendida e racional. Surge do que os seres humanos aprendem sobre a vida, a morte, a incapacidade, o sofrimento, a saúde e o sucesso, e da perceção de que precisam de saber mais sobre a qualidade de vida para tomar decisões. E, embora durante o processo de tomada de decisão possam ser levados por impulsos instintivos, na sua maioria, as decisões sobre a qualidade de vida são tomadas através da deliberação de alternativas, prevendo as consequências a seguir. A felicidade, a satisfação com a vida e o bem-estar subjetivo estão mutuamente inter-relacionados e, na verdade, estão todos intimamente ligados à noção de qualidade de vida, mas são também constructos altamente contestados.

Talvez a maior força de qualquer abordagem ao bem-estar subjetivo seja o facto de prestar uma atenção séria à felicidade e à satisfação com a vida das pessoas. A felicidade pode não ser suficiente como medida da qualidade de vida, como se pode ver no caso dos "pobres felizes". Mas mesmo que não possa ser um critério suficiente de qualidade de vida, qualquer medida de qualidade de vida que não tivesse em conta o facto de uma pessoa ser infeliz ou insatisfeita estaria certamente a carecer de uma dimensão importante. É evidente, porém, que a qualidade de vida não se limita a atributos subjectivos como a felicidade ou a satisfação. Há também qualidades objectivas, e algumas delas, como uma alimentação suficiente, um ambiente não perigoso e uma vida longa e saudável, são universalmente, ou quase universalmente, incontroversas como componentes da qualidade de vida.

A qualidade de vida, que ganhou proeminência no estudo da investigação social desde os anos 70, é um conceito amplo que diz respeito ao bem-estar geral na sociedade. Não se trata de um caso episódico, uma vez que o mundo está a tornar-se cada vez mais semelhante, pelo que é necessário comparar a vida no nosso próprio país com a vida noutros países ou noutros sectores da vida.

Embora a qualidade de vida esteja a ser intensamente investigada nas últimas quatro décadas, o conceito de "boa vida" pode ser encontrado em Platão ou nas obras do seu aluno Aristóteles. Para Platão, o valor superior da vida era o pensamento baseado na lógica que superava os sentimentos humanos. Aristóteles tinha um ponto de vista diferente e afirmava que a vida sem sentimentos, mesmo que possa trazer riscos, não tem valor. No entanto, no que respeita ao conceito de felicidade e qualidade de vida, tinham pontos de vista semelhantes. As considerações de Platão correspondem mais aos critérios modernos de qualidade de vida e as de Aristóteles à felicidade, que não depende necessariamente das condições de vida económicas ou sociais. No século passado, a qualidade de vida era entendida como o bem-estar material e o dinheiro. Mais tarde, após a mudança na compreensão do sentido da vida e dos valores, houve uma mudança no conceito de qualidade de vida e dos seus elementos constitutivos, um dos quais é a felicidade.

Não existe uma definição universalmente aceite de qualidade de vida. Normalmente, remete-se para a definição da Organização Mundial de Saúde introduzida em 1995. A qualidade de vida é a perceção que um indivíduo tem da sua posição na vida no contexto da cultura e dos sistemas de valores em que vive e em relação aos seus objectivos, expectativas, valores e preocupações, incorporando a saúde física, o estado psicológico, o nível de independência, as relações sociais, as crenças pessoais e a sua relação com as caraterísticas salientes do ambiente.[11]

Shin D (1979)[12] referiu que muitos factores influenciam a qualidade de vida, ou seja, o estado físico, espiritual e de saúde, o nível de independência, a relação social com o ambiente e outros. Por outras palavras, a qualidade de vida pode ser definida como a satisfação de uma pessoa com as dimensões da vida atual em comparação com a qualidade de vida pretendida ou ideal.

Fitzpatrick R (1996)[13] referiu que a avaliação da qualidade de vida depende do sistema de valores da pessoa, bem como do ambiente cultural a que pertence, quando descreve o conceito de qualidade de vida, afirmando que este depende de circunstâncias externas.

As condições de vida podem determinar um elevado valor de vida, embora, mesmo após uma ligeira alteração destas últimas, ocorra também uma mudança na compreensão e avaliação da qualidade de vida. A qualidade de vida é determinada por uma série de factores e condições, como a habitação, o emprego, o rendimento e o bem-estar material, as atitudes morais, a vida pessoal e familiar, o apoio social, o stress e as crises, o estado de saúde, as perspectivas de cuidados de saúde, a relação com o ambiente, os factores ecológicos, etc.

A qualidade de vida é avaliada com a ajuda de indicadores objectivos e subjectivos. Na investigação sobre a qualidade de vida, é frequente distinguir-se entre qualidade de vida subjectiva e objetiva. A qualidade de vida subjectiva consiste em sentir-se bem e estar satisfeito com as coisas em geral. A qualidade de vida objetiva consiste em satisfazer as exigências sociais e culturais de riqueza material, estatuto social e bem-estar físico.[11]

Juniper EF et al (2005)[14] referiu que os indicadores objectivos existem na sociedade e podem ser monitorizados e avaliados pela sua quantidade e taxa de frequência. Por outro lado, os indicadores subjectivos existem na consciência de um indivíduo e só podem ser identificados a partir das respostas da pessoa a assuntos importantes para ela. Um inquérito abrangente sobre a qualidade de vida deve incluir ambos os tipos de indicadores.

O espetro, que vai da qualidade de vida subjectiva à qualidade de vida objetiva, passando pela qualidade de vida nas profundezas existenciais, incorpora uma série de teorias da qualidade de vida existentes. Por isso, este espetro é designado por teoria integrativa da qualidade de vida (IQOL).

A avaliação é efectuada de acordo com os seguintes critérios: saúde, emprego, privação de rendimentos, educação, família, participação social, habitação, ambiente, transportes, segurança, lazer, satisfação com a vida. Estes critérios incluem um certo número de indicadores.[11]

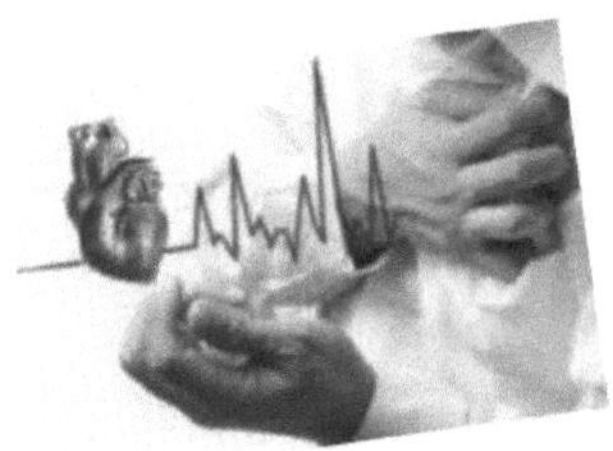

3. **IMPACTO DO ESTADO DE SAÚDE SOBRE A OHRQOL:**

A maioria das consultas dentárias destina-se a cuidados dentários de rotina, como limpezas ou remoção de cáries. A maioria dos pacientes dentários é saudável e o seu estado de saúde não interfere com o seu tratamento dentário. No entanto, há pacientes que sofrem significativamente de problemas de saúde sistémicos que têm um impacto não só nas suas vidas diárias, mas também nos seus cuidados dentários. Algumas destas condições de saúde gerais influenciam a saúde oral do doente e a sua qualidade de vida relacionada com a saúde oral (OHRQOL).

A cavidade oral permite ao indivíduo desempenhar duas funções básicas: a fala e a alimentação. Comer e beber não estão apenas associados à nutrição, mas também satisfazem os prazeres do paladar e do consumo. Além disso, comer, beber e falar, bem como beijar, são funções sociais que requerem uma cavidade oral saudável. A mastigação e a salivação dependem da saúde dos tecidos orais, dos dentes, dos tecidos neurais e musculares, da sensação e da saliva. As deficiências a qualquer nível podem interferir com a deglutição e comprometer a proteção das vias respiratórias. A saúde sistémica e a saúde de todos os tecidos orais são importantes para preparar os alimentos para uma digestão adequada e também para proteger o trato respiratório contra a aspiração de alimentos e líquidos.

Os dentes também contribuem grandemente para a aparência estética do rosto. A presença ou ausência de dentes influencia a aparência do rosto e a autoimagem e confiança do paciente. A aparência é um aspeto importante na interação social, tal como a clareza da fala, que depende da presença e da posição dos dentes.

As condições de doença podem causar deficiências funcionais e desconforto ou dor, que, por sua vez, afectam a qualidade de vida do doente (QV). Se partes do sistema estomatognático estiverem danificadas ou ausentes, é provável que isso tenha um forte impacto no indivíduo, especialmente se funções essenciais como comer e comunicar forem impedidas. A saúde oral pode assim afetar a QV de uma pessoa. Cerca de

75% das pessoas acreditam que o impacto da saúde oral é maior nas áreas da alimentação, conforto e aparência. As condições gerais de doença produzem várias sequelas orais, afectando assim a saúde oral e a QVRSB. Nas doenças dentárias, o impacto na saúde oral e na QVRSB é direto, enquanto nas doenças médicas o impacto na saúde oral é indireto e mediado pelas sequelas orais da doença ou pelo seu tratamento.

As condições de saúde geral mais frequentes que afectam a saúde oral são as seguintes

a. Doença cardíaca:

As doenças do coração são a causa mais comum de morte nos Estados Unidos. A doença cardíaca isquémica, o enfarte do miocárdio e a hipertensão são responsáveis pela maioria das mortes relacionadas com as doenças cardíacas. A doença cardíaca coronária tem efeitos significativos na saúde e na qualidade de vida dos doentes. Uma vez que o coração é frequentemente referido como o centro do corpo e da mente, uma lesão no coração é vista como uma ameaça para toda a pessoa. A dor cardíaca é a consequência imediata de uma doença cardíaca manifesta e tem um grande impacto na qualidade de vida, que se vê significativamente afetada nos doentes após um incidente cardíaco. As intervenções terapêuticas melhoram significativamente o estado clínico da maioria dos doentes, mas os defeitos e a angústia residual persistem durante longos períodos. Os doentes cardíacos têm uma pontuação significativamente inferior à da população em geral em escalas que medem a função física, a função do papel, a dor corporal e a função social. A qualidade de vida dos doentes cardíacos é fortemente afetada pela incapacidade de trabalhar, pela dor da angina, pela dispneia e pela função social. A qualidade de vida dos doentes cardíacos é fortemente afetada pela incapacidade de trabalhar, pela dor da angina, pela dispneia e pelas doenças pulmonares coexistentes. Uma vez que a relação entre a QV e os indicadores clínicos de gravidade da doença não é linear, as pontuações de QV diminuem rapidamente com uma pontuação de gravidade mais elevada. No entanto, é difícil quantificar a alteração e a melhoria da QV em doentes cardíacos devido à sensibilidade insuficiente dos instrumentos genéricos para medir as alterações da QV em doenças cardíacas (por exemplo, Short form 36 Health Survey, Schedule for Evaluation of Individual Quality of Fig: 3.1

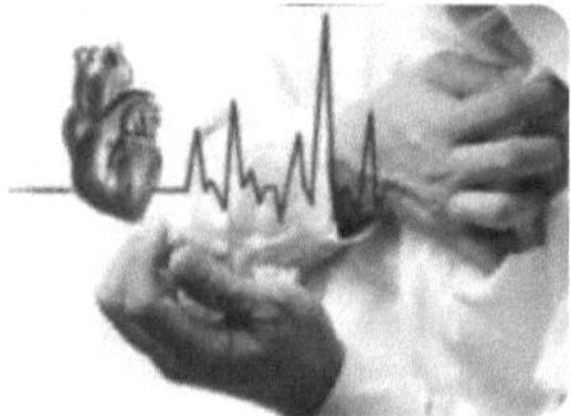

Fig: 3.1

Life (SEIQoL), Índice de Qualidade de Vida (QLI), Qualidade de Vida após Enfarte Marginal (QLMI).

As sequelas orais das doenças cardíacas são numerosas. O componente mais marcante é a dor orofacial, originada como uma projeção da área do coração. Esta dor cardíaca é sentida no pescoço, na mandíbula e na zona clavicular. A incapacidade de mastigar e engolir também pode ser sentida como "falsos" sintomas originados por doenças cardíacas.[15]

Locker e Miller Y (1994)[16] , Slade GD e Spencer AJ (1994)[17] , Murray H et al (1996)[18] , Hagen KB et al (1997)[19] referiram que se sabe que a dor orofacial influencia significativamente a QVRSB e a QV geral.

Existem poucas provas de que as doenças cardíacas agudas têm uma influência direta na saúde oral.[15]

Riedinger MS et al (2001)20 sugeriram que os pacientes com doença cardíaca aguda têm uma saúde oral pior do que os controlos saudáveis. Contudo, uma vez que a doença cardíaca está frequentemente associada a um elevado grau de comorbilidade, outros factores podem contribuir para uma redução da saúde oral.

A investigação mostra que os doentes com doenças cardíacas têm uma saúde oral deficiente e menos dentes. Vários estudos demonstraram que as condições dentárias e periodontais contribuem para um risco acrescido de doença cardíaca com a libertação de bactérias e produtos bacterianos como os lipopolissacáridos ou antigénios na circulação sanguínea. Os indivíduos com um historial de doença aterosclerótica, doença cardíaca isquémica e insuficiência cardíaca têm, em média, menos dentes presentes. Os indivíduos com história de doença cardíaca também têm maior probabilidade de serem desdentados. Estas condições orais comprometidas contribuem para uma menor QVRSB.

Outros efeitos na saúde oral em doentes com doença cardíaca são maioritariamente induzidos por medicamentos. Está documentado que os bloqueadores dos canais de cálcio e os inibidores da enzima de conversão da angiotensina causam hiperplasia gengival e hemorragia gengival e facilitam a gengivite. Juntamente com uma higiene oral reduzida, estas condições facilitam a acumulação de placa bacteriana, o que, por sua vez, leva a uma redução da saúde gengival e, finalmente, a formas mais graves de periodontite. A investigação mostra que as condições periodontais reduzem a QVRSB e a QV geral. O tratamento da doença cardíaca e da hipertensão com determinados medicamentos tem frequentemente como efeitos secundários a disfunção das glândulas salivares, a xerostomia (bloqueadores dos canais de cálcio - diuréticos, bloqueadores beta) e alterações do paladar. A diminuição do fluxo de saliva tem um efeito negativo na QVRSB. Os doentes cardíacos parcial ou completamente desdentados também são susceptíveis de escolher uma dieta mais suave, que muitas vezes tem um elevado teor de hidratos de carbono e gordura, porque exclui alimentos mais saudáveis, como legumes ou salada, que são demasiado difíceis de mastigar.

b. Doença cerebrovascular:

A doença cerebrovascular é a terceira causa de morte mais comum na população dos EUA. Os incidentes cerebrovasculares ou acidentes vasculares cerebrais causam geralmente défices neurológicos significativos. Frequentemente resultam em perturbações físicas, perceptivas e de comunicação que têm impacto nas actividades da vida diária. Apenas cerca de 50% dos doentes que sofreram um AVC recuperam completamente. As consequências comuns dos défices neurológicos nos restantes doentes são problemas contínuos com a fala, a memória, o humor e os cuidados pessoais. O nível de atividade e a qualidade de vida são as medidas de resultados primários mais importantes nos doentes que sofreram um AVC. Os sobreviventes de AVC sofrem geralmente reduções significativas na QV relacionada com a saúde, em comparação com a população em geral. Os efeitos incluem a diminuição das funções sociais, restrições de mobilidade, restrições da atividade pessoal e dos tempos livres e stress. Muitos sobreviventes de AVC de longa duração sofrem continuamente de depressão. Outros impactos resultam de doenças relacionadas, como a hipertensão, que são frequentemente encontradas em doentes com doença cerebrovascular.

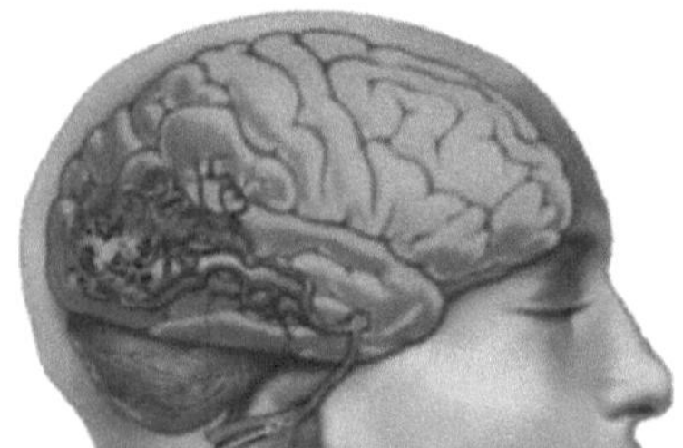

Fig: 3.2

A doença cerebrovascular também tem um efeito prejudicial na saúde oral.[15]

Ostuni E (1994)[21] referiu que as deficiências motoras e sensoriais orais resultam numa diminuição da função dos lábios e da língua. Estes défices prejudicam as funções orais, nomeadamente falar, comer e beber, o que acaba por interferir com a interação social e tem um impacto negativo na QVRSB.

Kamen S (1997)[22] mencionou que a redução da capacidade sensorial e motora conduz a uma pior higiene dentária.

Michishige F et al (1999)[23] relataram que a paralisia, limitada a um lado do corpo, pode dificultar a escovagem eficaz dos dentes, seguida de um aumento da acumulação de placa bacteriana e de microrganismos orais.

O aumento do número de bactérias desencadeia cáries e doenças periodontais. Outros problemas estão relacionados com a disfagia. Até 85% dos doentes que sofreram um AVC apresentam anomalias na função oral e faríngea. Os problemas durante a deglutição podem facilmente resultar na aspiração de alimentos e líquidos.[15]

c. Hipertensão:

A hipertensão era a terceira doença crónica mais comum nos Estados Unidos em 1996. A prevalência em pessoas com mais de 65 anos é ainda mais elevada. O tratamento da hipertensão demonstrou reduzir a morbilidade e a mortalidade associadas às doenças cerebrovasculares e coronárias. Embora a hipertensão seja geralmente considerada uma doença sem sintomas, um "assassino silencioso", os doentes com esta doença referem regularmente uma QV relacionada com a saúde inferior à das pessoas saudáveis. Os indivíduos hipertensos são mais afectados por dores corporais, vitalidade reduzida e função social prejudicada. A hipertensão pode ser tratada com medicamentos ou com mudanças no estilo de vida, como ajustes na dieta, cessação do tabagismo, exercício físico e perda de peso. Quando os doentes diagnosticados com hipertensão recebem medicação, é provável que a necessitem para o resto das suas vidas.

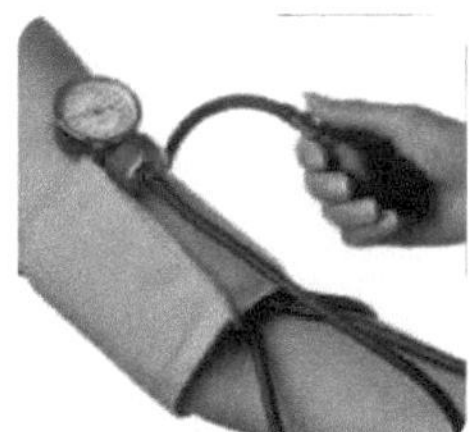

Fig: 3.3

O tratamento da tensão arterial elevada com medicamentos anti-hipertensores tem geralmente um efeito positivo na qualidade de vida dos doentes. As melhorias a longo prazo são maiores com combinações de betabloqueadores (acebutolol) e um diurético (clortalidona) durante um período de até 4 anos. O impacto do tratamento com medicamentos anti-hipertensores é controverso. Um bloqueador 0 (carvedilol) e um diurético (triclometiazida) interferiram com a função sexual nos homens.

A influência da hipertensão por si só na saúde oral não foi claramente estabelecida. No entanto, foi demonstrado que a função das glândulas salivares está alterada em doentes hipertensos que não tomam qualquer medicação. Os efeitos secundários comuns dos medicamentos anti-hipertensivos incluem xeroxtomia, hiperplasia gengival e outros efeitos secundários nas mucosas.

Wright JM (1984)[24] referiu que os diuréticos tiazídicos podem provocar reacções liquenóides, erosões e ulcerações da mucosa bucal.

Slade GD e Spencer AJ (1994)[17] referem que a dor e o desconforto orais associados aos efeitos secundários dos medicamentos anti-hipertensores têm um efeito negativo significativo na QVRSB.

Além disso, há provas de que os doentes que tomam medicamentos anti-hipertensores têm taxas de fluxo salivar mais baixas, e até a composição da saliva pode ser afetada. Os doentes com boca seca apresentam frequentemente um desconforto oral significativo, mucosite, infecções microbianas, alterações do paladar e dificuldades de mastigação e deglutição.[15]

Henson BS et al (2001)[25] referem que os sintomas encontrados na xerostomia têm um grande impacto negativo na QVRSB.

Estes doentes também podem ser afectados pelas consequências biológicas negativas de quantidades reduzidas de saliva, como o aumento da acumulação de placa bacteriana, cáries radiculares e generalizadas e perda prematura de dentes. Os indivíduos com pontuações mais elevadas de dentes cariados, perdidos e obturados (DMF) demonstram claramente uma redução da OHRQOL.[15]

d. Diabetes:

A diabetes é a décima doença crónica mais prevalente na população dos EUA. É também a quinta causa de morte mais comum nos Estados Unidos. A diabetes mellitus é uma doença metabólica que afecta a maioria dos sistemas de órgãos humanos, incluindo os tecidos orais. Os doentes com diabetes sentem-se frequentemente desafiados pela sua doença; as exigências da gestão diária da diabetes são substanciais. Em geral, os doentes com diabetes apresentam uma QV inferior à dos indivíduos saudáveis. A diabetes prejudica o funcionamento físico, o funcionamento do papel e as percepções gerais de saúde. O tratamento da diabetes exige um esforço contínuo para estabilizar o estado metabólico. Os doentes com diabetes de tipo 1 estão geralmente mais insatisfeitos, mais preocupados e têm uma QV geral inferior à dos doentes com diabetes de tipo 2. A diabetes está associada a um risco significativamente mais elevado de incapacidade para realizar tarefas relacionadas com a mobilidade, como andar um quarto de milha, subir escadas ou fazer tarefas domésticas, o que afecta a QV.

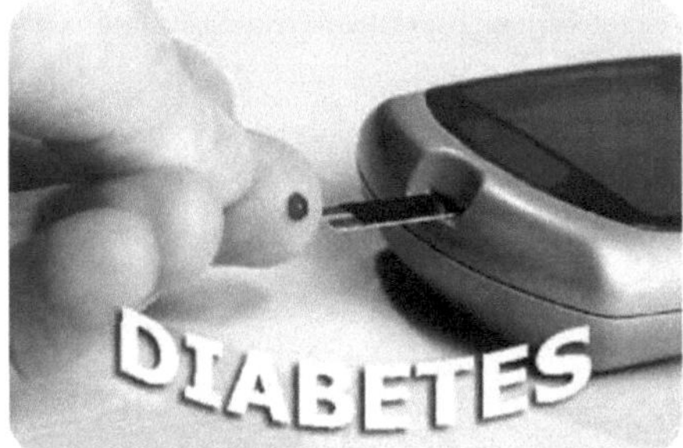

Fig: 3.4

Vários estudos clínicos relataram um aumento da incidência e da gravidade da doença oral em pacientes com diabetes, especialmente quando mal controlada. A condição oral mais prevalente associada à diabetes mellitus é a doença periodontal. Em última análise, a doença periodontal leva à perda de dentes. Os diabéticos apresentam um maior número de dentes perdidos que pode ser explicado pela perda de inserção periodontal e pela perda de osso alveolar. A perda óssea é significativamente mais elevada e também progride a um ritmo mais elevado em doentes com diabetes tipo 2 do que em indivíduos saudáveis.[15]

Schelling JL et al (1965)[26], **Hirsch A et al (2000)[27]** referem que as funções do olfato e do paladar parecem ser negativamente afectadas nos doentes diabéticos devido à ocorrência de neuropatia periférica, sendo esta uma complicação comum a longo prazo que está associada a uma pior qualidade de vida. O consequente mau controlo da dieta é ainda mais complicado pela presença de uma alteração na produção e na química salivares em alguns doentes diabéticos.

Foram relatados resultados controversos sobre a produção reduzida de saliva em doentes diabéticos, que pode ser modulada por medicação para o tratamento de outras condições sistémicas. A sede diabética vem juntar-se a esta constatação.

Uma maior incidência de cáries e um número reduzido de dentes são frequentemente encontrados em populações diabéticas, com todos os componentes da pontuação DMF a serem consistentemente mais elevados do que na população em geral. Assim, um menor número de dentes, condições periodontais e boca seca contribuem significativamente para uma menor QV nos diabéticos.[15]

e. Artrite:

A artrite é a doença crónica debilitante mais comum nos Estados Unidos atualmente, afectando mais de 43 milhões de pessoas. A artrite é predominante sob a forma de osteoartrite, cujo fator de risco mais importante é a idade, e de artrite reumatoide, que é uma doença autoimune.

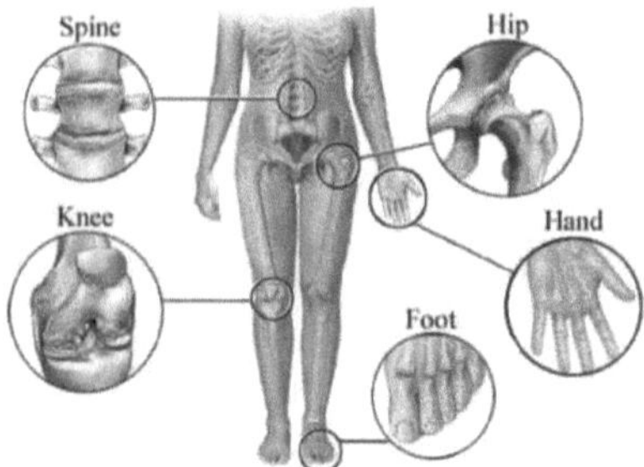

Fig: 3.5

As pessoas que sofrem de artrite apresentam geralmente vários sintomas que influenciam o seu estado funcional, bem como a sua QV relacionada com a saúde. Os doentes com artrite apresentam um pior estado de saúde auto-referido em todos os domínios da vida, incluindo a incapacidade psicológica. Com o aumento da gravidade da doença, são registados impactos mais elevados, particularmente nas escalas que medem a mobilidade e a função física. É frequentemente referida uma destreza limitada, que interfere com tarefas essenciais como comer, actividades de cuidados pessoais, como a higiene oral, e actividades de lazer, e faz com que alguns doentes se sintam embaraçados por terem de pedir ajuda a outros, tentando assim tolerar a sua dor. A maioria dos problemas relatados pelos doentes com artrite está associada à dor. Muitos doentes também sofrem com a perda de interações sociais desencadeada pela restrição de actividades associada à depressão. Enquanto os doentes com osteoartrite estão mais preocupados com a sua incapacidade física e com a sua paralisia, os doentes com a forma autoimune estão também preocupados com o prognóstico a longo prazo da sua doença, com o futuro e com a morte.

Tanto a osteoartrite como a artrite reumatoide afectam a articulação temporomandibular. A doença articular degenerativa da articulação temporomandibular apresenta-se frequentemente com vários sintomas clínicos, desde dor unilateral e bilateral a dor durante a mastigação e limitação da amplitude de movimentos. No caso da artrite reumatoide autoimune, o início da doença ocorre numa idade mais precoce com sintomas semelhantes, estalidos, crepitação e dores musculares. A dor nas articulações durante a mastigação leva a padrões de evitamento durante a mastigação, o que, por sua vez, resulta numa mastigação menos eficaz.

A artrite reumatoide está frequentemente associada a outras doenças auto-imunes. A síndrome de Sjogren secundária é frequentemente encontrada em doentes com artrite reumatoide. Uma consequência oral grave da síndrome de Sjogren é a lesão das glândulas salivares. O sintoma mais comum é a secura oral intensa devido à redução significativa da quantidade de saliva em comparação com indivíduos saudáveis. Outras queixas são a sensibilidade aos ácidos, a dificuldade em comer alimentos secos e a secura dos lábios e da língua. A questão da suscetibilidade dos doentes com síndrome de Sjogren ao aumento da doença periodontal tem sido controversa. No entanto, estes doentes têm pontuações DMF mais elevadas e uma maior incidência de cáries cervicais e candidíase do que a população em geral.
Os medicamentos para os doentes que sofrem de artrite reumatoide têm frequentemente sequelas orais. A utilização de medicamentos citostáticos é eficaz. No entanto, provocam mucosite oral, ulceração, xerostomia, infecções e dor. As reacções a outros medicamentos utilizados, como os sais de ouro, a ciclosporina e os anti-inflamatórios não esteriodais, são semelhantes.[15]

Henson BS et al (2001)[25] referem que os sintomas relacionados com a xerostomia têm frequentemente um efeito prejudicial na QVRSB dos doentes com artrite.

Em resumo, sabe-se que muitas das condições associadas à síndrome de Sjogren e à artrite, como a dor, a xerostomia, o desconforto oral devido a ulcerações, cáries e perda de dentes, são fortes preditores de uma menor QVRSB.[15]

e. Cancro:

O cancro é, a seguir às doenças cardíacas, a principal causa de morte nos Estados Unidos. A maioria dos cancros encontrados em órgãos que não a saúde oral ou a região da cabeça e do pescoço não afectam diretamente a saúde oral. As excepções são a leucemia e os linfomas. Os doentes com leucemia e linfoma apresentam frequentemente manifestações orais como hemorragia e hiperplasia gengival ou tumores extra-nodais. Todas as formas de cancro afectam a saúde geral e a qualidade de vida dos doentes. Os doentes com cancro, especialmente em fases avançadas, sofrem de declínio do estado funcional, de dor que é frequentemente mal controlada e de sintomas graves da doença.

A dor é um dos problemas mais comuns nas fases avançadas do cancro. Pode ser somática, visceral ou neuropática. Cada uma das fontes individuais de dor está associada a uma apresentação clínica clássica, que exige um diagnóstico correto e uma atenção específica. A radiação e a quimioterapia podem causar danos no tecido neural e, por conseguinte, induzir dor. É necessário um controlo adequado da dor nestas condições.

Os efeitos diretos na QVRSB são acentuados nos doentes com cancro oral.[15]

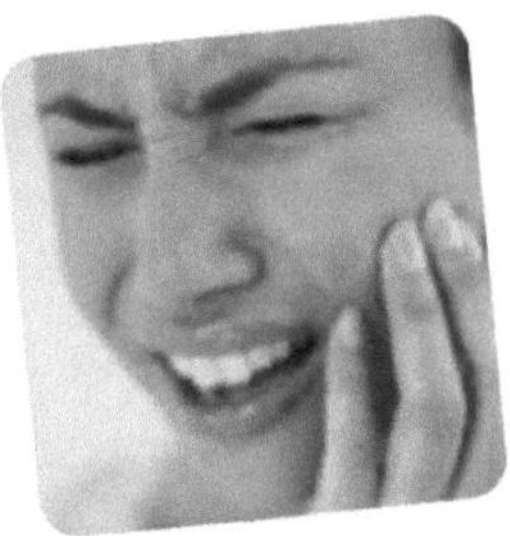

4. IMPACTO DAS CONDIÇÕES DENTÁRIAS NA QOL:

Nenhuma sociedade conhecida atualmente dispõe de recursos suficientes para resolver toda a gama de problemas sociais com que se confronta. A saúde oral parece ser, com demasiada frequência, uma questão de baixa prioridade para os governos e os decisores políticos. Será porque o impacto das doenças e condiçoes orais no funcionamento social é negligenciável ou porque não conseguimos medir o seu impacto? A resposta é esta última.

Embora os problemas de saúde oral raramente sejam questões de vida ou de morte, há indicações de que têm consequências significativas nas áreas social, económica e psicológica da vida, incluindo a qualidade de vida. A informação sistemática e quantitativa sobre o impacto das doenças orais nestes domínios seria muito útil por várias razões: ajudaria na tomada de decisões relativas à atribuição de recursos para os cuidados de saúde; o conhecimento de consequências tão amplas é essencial para a plena compreensão científica do âmbito dos problemas de saúde oral; a perceção que a pessoa tem das consequências sociais, económicas e psicológicas das doenças orais e do seu tratamento deve desempenhar um papel importante nos seus comportamentos em matéria de saúde oral, incluindo o comportamento preventivo e a utilização de cuidados dentários; as doenças orais podem ser vistas como um protótipo de uma categoria de doenças crónicas não letais, e os métodos e teorias aqui desenvolvidos sobre as consequências psicológicas sociais podem ter aplicações para a investigação e a ação em medicina.

A tentativa de Susan Reisine foi a primeira tentativa académica de rever as áreas do funcionamento social em relação à doença dentária. A análise sugere que a incapacidade relacionada com a doença dentária, especialmente a nível social, pode ser maior do que o previsto. A sua análise dos dados do National Health Interview Survey (Inquérito Nacional de Saúde) dos EUA mostra que, em 1981, as doenças dentárias foram a causa de um número apreciável de dias de incapacidade no leito (6,73 milhões), de atividade restrita (17,7 milhões) e de perda de trabalho (7,04 milhões). O inquérito realizado por Reisine a 2 541 pessoas empregadas na área de Hartford revelou que pelo menos um quarto dos empregados perdeu algum tempo de trabalho no ano anterior devido a problemas orais; mais importante ainda, a maior parte deste valor era atribuível a consultas dentárias com objectivos essencialmente curativos. As pessoas com consultas preventivas tinham menos probabilidades de sofrer perdas de trabalho e tinham menos horas de trabalho perdidas do que as pessoas com consultas curativas.

Para além da incapacidade, existem outras consequências sociais da doença oral que devem ser investigadas com base nos indicadores adequados. Estas incluem efeitos nas relações interpessoais, na interação social, na estabilidade e realização profissional, na vida familiar e nas actividades de lazer e recreativas.

As doenças orais também representam um enorme encargo económico. Em 1980, a Administração de Financiamento de Cuidados de Saúde dos EUA informou que 15,9 mil milhões de dólares (10,7% de todas as despesas privadas com serviços de saúde) se destinavam a serviços de dentistas. Quando analisados por categoria de doença em 1972, os dados dos EUA mostraram que as doenças orais representavam 7,4% do total das despesas de saúde, um montante excedido nessa altura apenas pelo custo do tratamento de doenças circulatórias (14,5%), perturbações mentais (9,3%) e doenças respiratórias (7,9%). Ainda mais difíceis de medir são os custos indirectos das doenças orais, como os decorrentes da perda de produtividade e do custo de oportunidade do tempo perdido em actividades comerciais e não comerciais. A investigação neste domínio encontra-se ainda numa fase rudimentar. As principais dificuldades prendem-se com o acordo sobre as definições conceptuais e operacionais de custos diretos e indirectos, bem como com o esforço para atribuir medidas monetárias aos custos psicossociais da doença oral, incluindo elementos intangíveis como a dor, a estética, a fala, o paladar e outros elementos da qualidade de vida.

As consequências psicológicas das doenças orais são provavelmente reconhecidas há mais tempo do que as consequências sociais. Os problemas com os dentes e a boca afectam a qualidade de vida de muitas formas e podem afetar o bem-estar geral, tanto direta como indiretamente. A experiência psicológica mais importante relacionada com a doença oral é a dor e/ou o desconforto. Por conseguinte, é surpreendente verificar que não existem dados que documentem a frequência, a gravidade e a extensão da dor oral na população em geral. Apenas uma série de estudos na Grã-Bretanha abordou esta questão; Miller e os seus colegas descobriram uma prevalência de dor dentária mais elevada do que se tinha previsto. O seu estudo piloto entre pacientes que frequentavam um hospital universitário de medicina dentária revelou que cada adulto tinha tido 13 dias de dor e cada criança cinco dias de dor antes de ser atendida; o sono tinha sido perturbado duas a três noites, tanto nos adultos como nas crianças; e a dor das crianças tinha também perturbado o sono de outros membros da família em metade dos casos.

O segundo estudo, realizado com 315 pacientes adultos do sexo masculino que foram atendidos para extracções de emergência, revelou dois dias de dor antes de procurarem tratamento e 30% tinham perdido rendimentos devido à consulta. Os dados baseados em pacientes de urgência devem subestimar a prevalência da dor dentária e as suas consequências psicossociais na Grã-Bretanha, porque um grande número de pessoas não consulta o dentista por causa da dor. Um estudo posterior de Miller, et al, baseado numa amostra da comunidade, encontrou 109 dias de dor dentária entre 472 pessoas, o que equivale a três dias de dor por pessoa por ano. Apenas 15% das pessoas que tinham dores de dentes tinham visitado um dentista. Tendo em conta a população total do Reino Unido, estimou-se que a incidência da dor poderia ser, em média, de três a quatro dias por pessoa em cada ano. Este valor extrapola para 200 milhões de dias de dor por doença oral em cada ano. Em comparação com muitas doenças registadas por rotina, isto constitui um grande segmento de tempo durante o qual a qualidade de vida é gravemente prejudicada.

Outro aspeto do problema da dor em medicina dentária é o peso psicológico do medo e da antecipação da dor antes da visita ao dentista. Seria útil saber se, e em que medida, este fardo diminuiu com os desenvolvimentos na tecnologia dentária que minimizaram a dor. As doenças e tratamentos orais também podem afetar a qualidade de vida através do seu efeito na função e na estética. Por exemplo, o edentulismo pode afetar a função mastigatória, a escolha da dieta e o nível nutricional. Foi relatado que o uso de próteses dentárias interfere com a capacidade de comer satisfatoriamente, falar claramente, rir livremente e, em geral, diminui o prazer das pessoas idosas. A importância da aparência orofacial e a sua relação com a imagem corporal, o auto-conceito e o bem-estar emocional são bem reconhecidos na nossa sociedade. Existe também uma literatura considerável que demonstra mudanças notáveis no autoconceito e na saúde emocional após o tratamento ortodôntico e/ou cirúrgico de más oclusões e defeitos orofaciais. É necessária investigação para documentar as relações entre a aparência dentária e a atratividade física. As condições orais mais comuns, como a cárie e, especialmente, a doença periodontal, que têm uma prevalência quase universal e são crónicas, mas com episódios agudos recorrentes, devem ser motivo de preocupação, porque também podem ter um efeito na qualidade de vida. O seu efeito é provavelmente mais difundido nos aspectos mais subtis da existência humana e, por isso, a sua avaliação apresenta problemas muito difíceis e desafiantes.[9]
No entanto, poucas avaliações foram efectuadas sobre doenças orais comuns para determinar o seu impacto na qualidade de vida, incluindo

Reisine ST et al (1989)[28] exploraram a viabilidade da utilização de indicadores de QV para avaliar o impacto de condições dentárias comuns mas graves e descreveram as diferenças de impacto entre pacientes com diferentes condições dentárias. Foram avaliadas três dimensões da vida; bem-estar, sintomas e funcionamento social. Os doentes com ATM relataram efeitos em todas as áreas: estavam mais ansiosos, tinham mais sintomas e sentiam limitações em todos os aspectos do perfil de impacto da doença (SIP). Os doentes com próteses dentárias também relataram um impacto significativo no SIP e estes impactos sociais foram o resultado da dor crónica e de outros sintomas que estes doentes experimentam. Estes resultados revelaram um impacto considerável dos estudos sobre as condições dentárias e que os indicadores eram sensíveis às diferenças entre grupos, sendo que a medida mais sensível foi o SIP, um indicador do funcionamento social.

Reisine ST e Weber J (1989)29 investigaram os indicadores do conceito multidimensional de QV baseado em sintomas, percepções e funcionamento social que seriam sensíveis ao impacto da disfunção da ATM na vida dos pacientes. Os pacientes da amostra relataram níveis relativamente elevados de dor aguda e crónica associada a problemas da ATM e foi classificada como sendo bastante grave no questionário de dor McGill (MPQ). A descoberta mais interessante sobre a perceção da dor foi que, embora a intensidade da dor tenha diminuído, os pacientes eram mais capazes de lidar emocionalmente com a dor. Estes resultados relativos aos sintomas dos pacientes com ATM concordam com os de outros investigadores de distúrbios da ATM, na medida em que a maioria dos pacientes apresenta melhorias na perceção da dor ao longo do tempo. Os pacientes da amostra apresentavam classificações relativamente fracas de bem-estar, que não melhoravam ao longo do tempo e eram caracterizados por níveis relativamente elevados de ansiedade traço. Em comparação com outros tipos de pacientes, como os que sofrem de doenças cardíacas e pulmonares crónicas, os participantes no estudo sofreram graves perturbações no funcionamento social.

Helderman VP e Mkasabuni E (1993)[30] avaliaram o impacto da fluorose dentária grave na perceção de bem-estar das pessoas e nas suas necessidades de tratamento. Sentimentos de angústia, preocupação e dificuldade em sorrir devido à fluorose dentária foram expressos por crianças e entre aqueles que exibiam fluorose mais grave. Os adultos parecem ter menos problemas do que as crianças. A aceitação de uma aparência insatisfatória pode aumentar com a idade. Outra razão para este resultado pode ser o facto de as crianças com idades entre os 13 e os 15 anos, na verdade adolescentes, terem atingido uma fase da vida em que são mais críticas em relação à sua aparência e tentam igualar o seu par favorito, que pode ser originário de outra área e ter dentes bonitos. Houve muitos não respondentes no estudo, o que se deveu provavelmente a sentimentos de embaraço e repressão. Estes resultados indicam que a fluorose dentária grave foi percepcionada como um problema de saúde oral pela comunidade em estudo.

Hunt RJ et al (1995)[31] investigaram as variações no impacto das doenças orais entre adultos idosos negros e adultos idosos brancos residentes na Carolina do Norte, utilizando o questionário OHIP. Nesta avaliação do impacto dos problemas causados pelos dentes, boca ou próteses, os idosos negros dentados relataram níveis de impacto mais elevados do que os idosos brancos. Os impactos eram diversos e incluíam os associados à dor, à incapacidade física, à incapacidade psicológica e à incapacidade social. O pior estado de saúde oral e o acesso mais limitado aos cuidados dentários entre os negros, manifestado por consultas dentárias menos regulares, demonstram como essa desvantagem contribui para os impactos na função e no bem-estar psicossocial entre os adultos dentados.

Coates E et al (1996)[32] avaliaram o estado de saúde oral utilizando o DMFT e o CPITN e o impacto social utilizando o questionário OHIP entre os pacientes dentários com infeção por VIH, em comparação com os pacientes dentários em geral que recebem cuidados financiados pelo sector público em Adelaide, na Austrália do Sul. A impressão clara é que os pacientes dentários com VIH estão substancialmente em desvantagem no que diz respeito ao impacto social da doença oral, enquanto os índices padrão (DMFT e CPITN) indicam um estado de saúde oral semelhante ou melhor para os pacientes dentários com VIH. A razão para esta última pode dever-se à utilização dos índices CPITN e CPFT, que são menos sensíveis do que os índices alternativos, como o DMFS e a perda de inserção. Além disso, pode ser improvável que os índices captem caraterísticas específicas da infeção pelo VIH. Outra limitação foi a falta de calibração do examinador e de exames repetidos para os pacientes dentários em geral. Isto chama a atenção para diferenças fundamentais na orientação da indicação subjectiva do impacto social e da indicação clínica.

Slade GD et al (1996)[33] encontraram provas no seu estudo de que as condições orais produziam numerosos impactos no bem-estar dos adultos mais velhos na Austrália, Canadá e EUA. Verificou-se uma variação substancial entre os seis estratos no impacto social das condições orais, e as diferenças persistiram após o ajustamento para as variáveis do estado oral. Para as pessoas dentadas, foi de salientar que a maior diferença nos níveis observados de impacto social ocorreu entre os grupos raciais da Carolina do Norte (NC), com os negros da NC a reportarem o maior número médio de impactos e também para 41 itens individuais do OHIP. Houve associações estatisticamente significativas entre o estado oral e o impacto social, indicando que a perda de dentes, a cárie não tratada, as raízes retidas e as bolsas de PDL contribuíram para níveis mais elevados de impacto social. As consultas dentárias irregulares também foram associadas a níveis mais elevados de impacto social. Estes resultados sugerem que existem factores sociais e culturais que influenciam a saúde oral e o seu impacto social e que estes factores diferem mais entre negros e brancos dentados na Carolina do Norte.

Ghezzi EM e Ship JA (2000)[34] descreveram as doenças sistémicas mais comuns que causam morbilidade e mortalidade em pessoas com mais de 65 anos: doenças do coração, neoplasias malignas, doenças cerebrovasculares, doença pulmonar obstrutiva crónica, pneumonia, gripe, diabetes mellitus, traumatismo, doença de Alzheimer, doença de rena, septicemia e doenças hepáticas. Concluíram que a compreensão do impacto das doenças sistémicas e do tratamento na saúde oral é imperativa para os dentistas tratarem e gerirem adequadamente os pacientes idosos, melhorando assim a qualidade de vida desta população.

Broder H et al (2000)[35] neste estudo encontraram um elevado nível de cáries e necessidades de tratamento não satisfeitas e os indivíduos sofreram um impacto físico, social e psicológico considerável associado ao seu mau estado clínico de saúde oral. Apesar de algumas correlações moderadas entre o SF-36 e o OHIP, apenas este último revelou impactos consistentemente mais elevados na QV entre as pessoas com experiência extensiva de cárie. O OHIP foi bem associado aos resultados do DMFS do que o SF-36 e, por conseguinte, provou ser uma ferramenta de rastreio sensível para identificar pessoas com elevados níveis de impacto auto-percebido devido a condições orais.

Nuttall NM et al (2001)[36] avaliaram a medida global do impacto da saúde oral a nível nacional utilizando o perfil de impacto da saúde oral - 14 (OHIP- 14) no Inquérito sobre a Saúde Dentária dos Adultos, Reino Unido. Os autores referiram que 51% da população do Reino Unido que tinha alguns dentes naturais afirmou que a sua condição oral os tinha afetado ocasionalmente ou mais frequentemente nos 12 meses anteriores. O impacto mais frequentemente sentido foi a dor, seguida do desconforto psicológico. As pessoas com próteses dentárias eram mais susceptíveis, do que as que tinham apenas dentes naturais, de referir ter problemas em seis das sete dimensões abrangidas pela escala OHIP. A escala utilizada é mais do que uma lista normalizada de perguntas, tem um modelo subjacente que define a forma como a condição das pessoas as pode afetar. Os resultados sugerem também que 1% da população se sente suficientemente mal com a sua condição oral, o que ocasionalmente a faz sentir-se totalmente incapaz de lidar com ela, o que indica o nível de gravidade do impacto que as condições orais podem ter em algumas pessoas. Assim, concluíram que as pessoas podem ser afectadas de diferentes formas pela sua condição oral e que, para algumas, o impacto pode ser suficientemente grave para afetar as suas vidas.

Cortes MIS et al (2002)[37] no seu estudo mostraram que as crianças com dentes fracturados sofreram mais impactos na sua vida diária do que as crianças sem lesão traumática. Mostraram também que a aparência dos dentes fracturados não tratados era o principal fator que afectava os itens do impacto oral no desempenho diário (OIDP): "sorrir, rir e mostrar os dentes sem embaraço e manter o estado emocional habitual sendo irritável". As crianças com dentes fracturados estavam mais preocupadas com a estética do que com a função, como "comer e apreciar a comida". Estes resultados corroboram investigações anteriores sobre o impacto da má oclusão.

Locker D et al (2002)[38] desenvolveu e avaliou a escala de impacto familiar, uma medida do impacto familiar das perturbações orais e orofaciais da criança. A escala foi considerada fiável e as estatísticas de fiabilidade da consistência interna e da fiabilidade do teste-reteste foram ambas excelentes. O coeficiente de correlação intra-classe demonstrou que a escala era reprodutível em grupos. Os dados demonstraram os efeitos generalizados que estas condições podem ter no funcionamento dos pais e cuidadores e da família como um todo. Os dados também indicaram que as condições orais e orofaciais afectam os pais e a família nas actividades, têm impacto nas emoções dos pais e podem resultar em conflitos na família.

Segu M et al (2003)[39] avaliaram a qualidade de vida em doentes com perturbações temporomandibulares na Universidade de Pavia (Itália) e concluíram que a comparação com uma população "sem dor" indicava claramente que a dor orofacial e os sintomas associados afectam negativamente a qualidade de vida dos doentes com DTM.

Luo Y et al (2007)[40] determinaram as caraterísticas da dor orofacial (DPO), a incapacidade associada e o efeito na qualidade de vida de idosos chineses residentes na comunidade. Participaram 95 pessoas com dor orofacial e 100 pessoas sem dor orofacial. A mediana do número de sintomas de dor por indivíduo foi de 2,0. A dor de dentes foi o sintoma mais comum (58,9%); a dor aguda na face e a sensibilidade muscular foram os menos comuns (6,3%). Mais de metade dos participantes com dor descreveram uma dor moderada a grave. A prevalência de doentes com dor neurológica/vascular (NV), musculoligamentar/tecidos moles (MST) ou dentoalveolar (DA) foi de 35,8%, 33,7% e 30,5%, respetivamente. A OFP crónica era comum (80%) e concluiu-se que 20% dos indivíduos com OFP indicaram que a sua condição interferia com as actividades da vida diária e 9,9% afectaram a capacidade de trabalho. A OFP teve um impacto prejudicial substancial nas actividades da vida diária, no nível de sofrimento psicológico e na qualidade de vida dos idosos chineses. As condições MST e DA tiveram o maior impacto negativo na qualidade de vida.

Sanders AE (2009)[41] avaliou o impacto da doença oral na qualidade de vida das populações dos EUA e da Austrália. As amostras eram representativas das respectivas populações em termos de caraterísticas demográficas. As populações eram semelhantes nos níveis de retenção dentária. A perceção da necessidade de uma obturação ou extração dentária foi mais elevada nos Estados Unidos (39,1%) do que na Austrália

(30,3%). Em ambas as populações, a maioria apresentava dores na boca e evitava determinados alimentos e, além disso, em comparação com a população dos Estados Unidos, a população australiana mostrava dificuldade ou desconforto para comer.

28

O'Dowd L (2010)[42] estudou as experiências dos pacientes sobre o impacto da doença periodontal e concluiu A doença periodontal afecta negativamente a vida dos doentes de várias formas que podem ser mapeadas no modelo concetual de saúde oral de Locker, incluindo, em particular, a incapacidade, a limitação funcional, o desconforto e a deficiência (deficiência física, psicossocial e social). Alguns destes efeitos negativos são mediados pela perceção do estigma da doença periodontal.

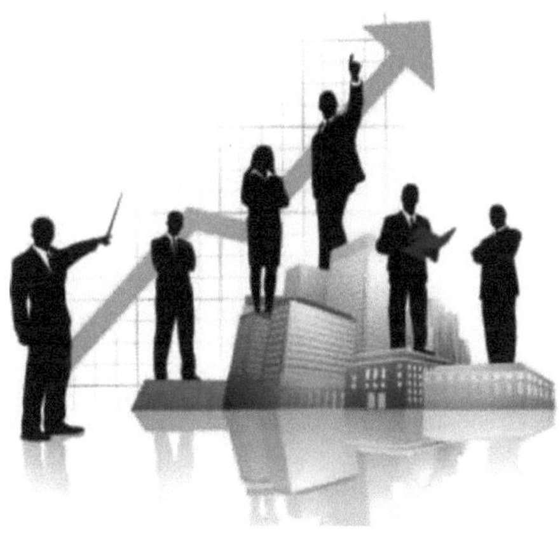

5. DESENVOLVIMENTO DA OHRQOL:

A utilização de medidas do estado de saúde para avaliar a qualidade de vida relacionada com a saúde está bem estabelecida em muitas áreas da medicina, mas a sua utilização em medicina dentária não tem sido generalizada. A razão para o atraso no desenvolvimento do OHRQOL pode dever-se à fraca perceção do impacto das doenças orais na qualidade de vida. Há algumas décadas, o conceito de associar a doença à saúde geral era rejeitado pelos investigadores.

Mais tarde, no final da década de 1970, o conceito de OHROL começou a evoluir à medida que foram surgindo mais provas do impacto da doença oral nos papéis sociais. A documentação mais significativa sobre o impacto das condições orais na população foi apresentada por Reisine, que referiu que, em 1981, ocorreram 8,87 milhões de condições dentárias na população dos EUA, resultando em 17,7 milhões de dias de atividade restrita, 6,73 milhões de dias de incapacidade no leito e 7,05 dias de perda de trabalho.[43]

No desenvolvimento do OHRQOL, os modelos conceptuais existentes de saúde e HRQOL foram geralmente utilizados para construir novos modelos específicos para o OHRQOL.[2]

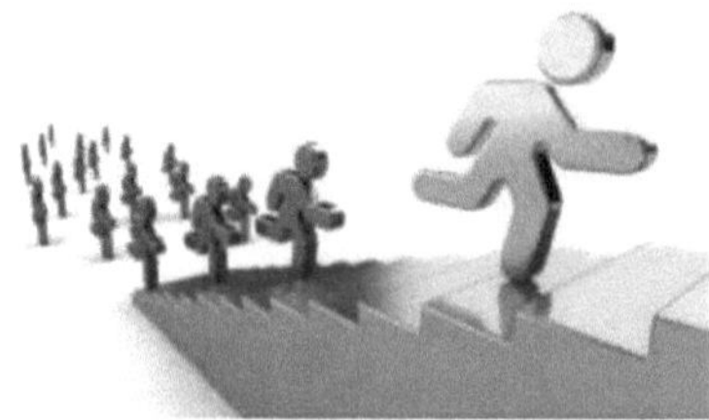

Fig: 5.1

Gift HC e Atchison KA (1995)[44] desenvolveram um conceito multidimensional de QVRSB baseado na estrutura do modelo de QVRSB proposto por Patrick e Erickson. De acordo com esse modelo, a QVRSB incorpora a sobrevivência (ausência de cancro oral, presença de dentes); ausência de incapacidade, doença ou sintomas; funcionamento físico adequado associado à mastigação e à deglutição e ausência de desconforto e dor; funcionamento emocional associado ao sorriso; funcionamento social associado a papéis normais; percepções de excelente saúde oral; satisfação com a saúde oral; e ausência de desvantagem social ou cultural devido ao estado oral.

Locker D (1997)[45] delineou a mudança de uma abordagem biomédica centrada na doença para uma abordagem biopsicossocial centrada no doente nos cuidados de saúde. Defendeu que é útil concetualizar a doença e a saúde não como pontos finais de uma única dimensão, mas antes como "dimensões independentes da experiência humana".

Por exemplo, apesar de ter hipertensão, uma pessoa pode considerar que a sua saúde é excelente. A doença pode não afetar de forma alguma o estado de saúde percebido pela pessoa. Noutras situações, a doença pode ser um dos vários factores que uma pessoa considera ao avaliar a sua saúde. Dado o facto de a doença e a saúde serem conceitos largamente independentes, a questão seguinte prende-se com a relação entre a saúde e a QV. Locker afirmou que, embora algumas medidas de QV incluam itens que não se distinguem das medidas de saúde, a QV é muito mais ampla do que a saúde. Seguindo o modelo de Wilson e Cleary, Locker afirmou que a QV é determinada tanto por caraterísticas da pessoa como por factores não médicos. No entanto, os conceitos de saúde e QV permanecem vagos devido à ambiguidade das definições destes termos que ainda existem na literatura.[3]

Do mesmo modo, Locker desenvolveu um modelo para a saúde oral em 1988, no qual descreveu as consequências da doença. Por exemplo, a doença pode conduzir a uma deficiência que pode levar a uma limitação funcional e/ou incapacidade e, finalmente, a uma deficiência como última consequência. A incapacidade é mais provável de ocorrer quando existe desconforto e limitação funcional, e a deficiência é mais provável se todos os 3 tiverem ocorrido.

Os indicadores clínicos das doenças orais, como a cárie dentária e as doenças periodontais, não são totalmente adequados para descrever o conceito de saúde segundo a OMS, ou seja, os aspectos de bem-estar mental e social. Como resultado, foram feitas tentativas para formular medidas alternativas (sob a forma de questionários padronizados) que avaliassem o impacto físico, psicológico e social das doenças orais num indivíduo.[43]

De um modo geral, todos os modelos OHRQOL existentes têm muito em comum.[2]

Gift HC et al (1997)[46] indicou que os conceitos de saúde oral e os comportamentos relacionados com a saúde oral referidos na literatura eram consistentes desde meados da década de 1960 até ao início da década de 1990.

Por exemplo, diferentes inquéritos realizados em 1964, 1970, 1980 e 1990 mostraram que a ausência de necessidade sentida era a principal causa de não ir ao dentista.[2]

6. <u>DEFINIÇÃO DE OHRQOL</u>:

Não é surpreendente que o termo "qualidade de vida relacionada com a saúde oral" não tenha uma definição rigorosa. No entanto, existe um consenso geral de que se trata de um conceito multidimensional. As definições disponíveis variam de simples a mais rigorosas. Um exemplo de uma definição simples é a fornecida pelo relatório do Surgeon General dos Estados Unidos sobre saúde oral, que define OHRQOL.

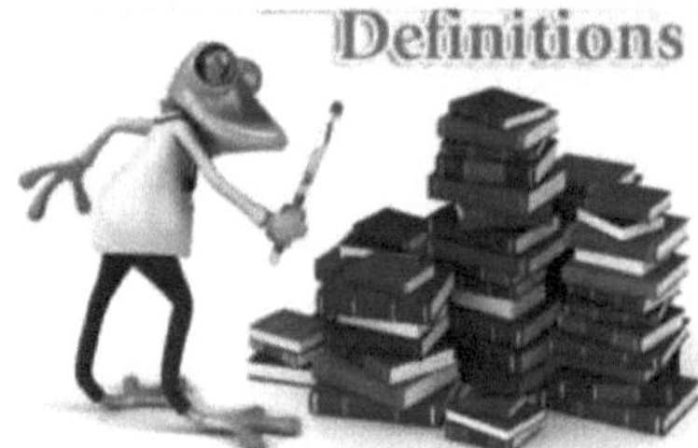

Fig: 6.1

O relatório do Surgeon General (2000)[47] define a OHRQOL como "uma construção multidimensional que reflecte (entre outras coisas) o conforto das pessoas quando comem, dormem e participam em interações sociais; a sua autoestima; e a sua satisfação no que diz respeito à sua saúde oral".
Por outro lado, definições mais rigorosas são, na sua maioria, o produto de investigação concebida para concetualizar a saúde oral e a OHRQOL e refinar o constructo OHRQOL. [2]

Blalock H (1979)[48] afirmou que estes tipos de definições são mais operacionais, uma vez que é possível ligar a definição a um ou mais indicadores específicos e concretos.

Além disso, estas definições são importantes enquanto primeiro passo fundamental para o desenvolvimento de medidas de QVRSB.[2]

7. __IMPORTÂNCIA DO OHRQOL:__

Gift HC et al (1997)46 referiram que o conceito de QVRSB é importante para três áreas da saúde dentária em particular: a prática clínica da medicina dentária, a investigação dentária e a educação dentária.

A importância de avaliar tanto as percepções de saúde dos doentes como a presença ou ausência de doença reside na necessidade de dispor de dados exactos para promover a saúde, os programas de prevenção de doenças e a afetação de recursos de saúde.

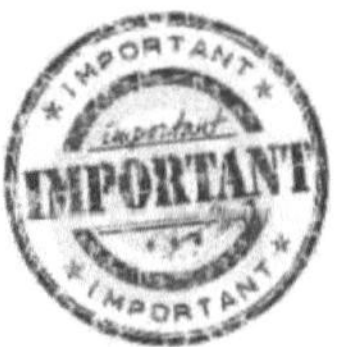

Fig: 7.1

Além disso, uma vez que a avaliação que os doentes fazem da sua qualidade de vida relacionada com a saúde é frequentemente muito diferente da opinião dos profissionais de saúde, justifica-se a avaliação que os doentes fazem das intervenções de cuidados de saúde.

Locker D e Jokovic A (1997)[50] referiram que a maioria dos estudos que avaliam as alterações no estado de saúde oral de indivíduos e populações se basearam em indicadores clínicos de doença; existem relativamente poucos estudos de avaliação da saúde e do bem-estar a partir da perceção do sujeito.

Nos últimos 30 anos, a utilização de indicadores sócio-dentários em epidemiologia oral tem sido amplamente defendida, uma vez que as medidas isoladas de doença clínica não documentam o impacto total dos distúrbios orais. Estes indicadores foram construídos e testados em estudos epidemiológicos em diferentes populações para construir uma relação mais concreta entre medidas subjectivas e objectivas de saúde oral, o que ajudaria a estimar as necessidades reais da população.[51]

McGrath C et al (2004)[52] referem que foram desenvolvidos vários métodos para minimizar a complexidade e os aspectos sociais e culturais relativos à qualidade de vida, bem como para fornecer índices capazes de captar dados para além do processo biológico e patológico da doença. De um modo geral, a qualidade de vida relacionada com a saúde pode ser determinada por duas abordagens: A primeira inclui um método explicativo interpretativo e qualitativo, e a segunda, que é a abordagem mais comum, é geralmente baseada em questionários que enfatizam a perceção do sujeito sobre a saúde física e psicológica e a capacidade funcional.

Os resultados obtidos através da utilização destes instrumentos são normalmente reportados como um sistema de pontuação, que indica a gravidade das medidas de resultado ou das doenças orais. A informação sobre a qualidade de vida permite a avaliação de sentimentos e percepções a nível individual, aumentando a possibilidade de uma comunicação eficaz entre profissionais e pacientes, uma melhor compreensão do impacto da saúde oral na vida do indivíduo e da família, e a medição dos resultados clínicos dos serviços prestados.[51]

Seidl EM e Zannon CM (2004)[53] referem que, em saúde pública, a medição da qualidade de vida é uma ferramenta útil para planear políticas de bem-estar, pois permite determinar as necessidades da população, a prioridade dos cuidados e a avaliação das estratégias de tratamento adoptadas, ajudando assim no processo de tomada de decisões.

McGrath C et al (2004)[52] referem que, na investigação, estes instrumentos de medição ajudam a avaliar os resultados dos tratamentos ou acções e a desenvolver orientações para uma prática clínica baseada em provas.

Uma avaliação do estado de saúde baseada no paciente é, por conseguinte, essencial para a medição da saúde. Slade e Spencer também sugeriram que as medidas do estado de saúde oral também podem ser utilizadas para defender a saúde oral, especialmente quando se tenta assegurar fundos públicos para os cuidados de saúde oral. A informação fornecida por estas medidas facilita uma maior compreensão da forma como os indivíduos percepcionam as necessidades de saúde oral e quais os resultados de saúde oral que os levam a procurar cuidados de saúde. Num contexto de saúde pública, os recursos para os cuidados de saúde oral estão a diminuir ao mesmo tempo que a disponibilidade de opções de tratamento sofisticadas está a aumentar. Por exemplo, os implantes dentários estão atualmente disponíveis e são utilizados para fixar próteses no osso maxilar, que podem ser utilizadas para substituir dentes em falta. Trata-se de uma opção de tratamento comparativamente dispendiosa e a demonstração de uma melhoria substancial da qualidade de vida relacionada com a saúde oral, avaliada através de medidas do estado de saúde, poderia justificar o financiamento público deste tipo de tratamento. [49]

A QVRSB tem um papel óbvio na medicina dentária clínica, que se traduz no reconhecimento por parte do médico de que não trata de dentes e gengivas, mas de seres humanos. Além disso, os comportamentos relacionados com a saúde oral, tais como a prática de uma boa higiene oral, a realização de check-ups regulares e o facto de gastar mais dinheiro em cuidados dentários estéticos, são motivados por preocupações com a QVRSB.

A noção de OHRQOL é extremamente importante a todos os níveis da investigação dentária. Uma investigação bem sucedida, quer se trate de investigação científica de base, de estudos clínicos ou de investigação comunitária, contribui para a qualidade de vida dos pacientes. Ao nível da investigação comunitária, o conceito de QVRSB é especialmente vital para promover os cuidados de saúde oral e o acesso aos cuidados. Por exemplo, um indicador clínico como o de dentes cariados, perdidos e obturados (CPOD) não é uma ferramenta adequada para a defesa de direitos a nível político, porque foi concebido principalmente para quantificar a magnitude da doença (cárie dentária), mas não o impacto dessa magnitude na vida quotidiana e na saúde geral de um indivíduo. Por conseguinte, é mais apreciado pelos dentistas do que pelos políticos. Em contraste, os políticos podem apreciar o impacto da cárie dentária quando as pontuações elevadas do CPOD são interpretadas em termos de qualidade de vida prejudicada devido à incapacidade de comer, dormir ou concentrar-se por causa da dor associada, por exemplo. Neste sentido, o OHRQOL é uma melhor ferramenta para comunicar com os decisores políticos e negociar o acesso aos cuidados. Da mesma forma, a mesma abordagem é mais útil para educar os indivíduos sobre a sua saúde oral. É mais provável que as pessoas se comportem de forma positiva quando compreendem como as doenças orais afectam a sua saúde geral e a sua qualidade de vida do que simplesmente o efeito de tal doença nos seus dentes ou gengivas. [2]

8. SAÚDE ORAL E QUALIDADE DE VIDA EM:

A saúde oral e a qualidade de vida em grupos específicos, como os idosos e as crianças, devem ser especialmente consideradas, juntamente com o género

a. ADULTOS

A medicina dentária geriátrica refere-se à prestação de cuidados a doentes com 65 anos ou mais. Com o aumento da esperança de vida, como se verifica nos países ocidentais industrializados, este campo de especialização tem vindo a tornar-se cada vez mais importante. A melhoria dos cuidados médicos permitirá que os pacientes mais velhos mantenham uma vida ativa e agradável em idades mais avançadas. Estes pacientes também mantêm a sua dentição natural durante muito mais tempo do que as gerações anteriores, e a investigação mostra que a sua QV é afetada pelo seu estado oral de muitas formas. Por exemplo, os doentes com dentaduras completas podem não ser capazes de funcionar plenamente. A sua capacidade de mastigação pode diminuir, levando a uma perda de confiança, o que, por sua vez, pode levar ao isolamento dos outros. Isto é especialmente prejudicial para os adultos mais velhos, porque ter uma boa rede social é de grande importância para a sua saúde geral e psicológica. À medida que este segmento da população dos EUA continua a crescer, torna-se cada vez mais importante que os prestadores de cuidados dentários melhorem a sua compreensão dos adultos mais velhos e avaliem o seu tratamento numa perspetiva centrada no paciente, utilizando a QV como o resultado final do tratamento.

Uma abordagem centrada no doente para compreender a saúde oral e a QV é o modelo de comboio das relações sociais. Este modelo propõe que os doentes sejam melhor compreendidos no âmbito de um período de vida. Isto implica que os indivíduos são influenciados pelas suas experiências passadas e presentes e até por experiências futuras antecipadas. O modelo do comboio sugere que as caraterísticas antecedentes da pessoa e da situação influenciam as experiências sociais do indivíduo, incluindo as suas redes sociais, o apoio social e a satisfação com o apoio. Em conjunto, estes factores influenciam resultados como a saúde e a QV.

Este modelo sugere que um prestador de cuidados de saúde dentária tem de estar consciente de uma multiplicidade de factores que influenciam a reação de um paciente na cadeira de dentista. Este paciente transporta consigo a experiência do dia atual, bem como a experiência do dia atual, bem como a experiência de toda uma vida, que inclui todas as experiências anteriores de cuidados dentários. Estas experiências irão influenciar qualquer reação numa determinada situação. Por exemplo, um paciente que enfrenta um tratamento para a doença periodontal pode estar ciente de que a doença das gengivas é comum na sua família, que os membros da família nas gerações anteriores não podiam pagar os cuidados, ou que o tratamento ainda não estava disponível. Este paciente pode ter esperado perder todos os dentes e pode regozijar-se ao perceber que o tratamento pode mudar este destino esperado. No entanto, outra pessoa mais velha, confrontada com a mesma condição e com a proposta de tratamento, poderia considerar isso um desastre e um fracasso pessoal, se todos os outros membros da família se orgulhassem dos seus dentes fortes e saudáveis. Na verdade, este paciente pode ficar especialmente triste pelo facto de ser o primeiro membro da família a necessitar de um tratamento deste tipo. Este exemplo ilustrou como as histórias pessoais dos pacientes influenciam a sua atitude em relação a um acontecimento e como as trocas sociais passadas podem moldar o ajustamento de uma pessoa idosa e o seu mecanismo de lidar com a experiência atual de saúde oral.

O modelo de comboio das relações sociais pode ajudar a compreender os factores que afectam a saúde e a QV. Estes factores incluem condições antecedentes, nomeadamente as propriedades da pessoa e a situação, bem como factores da rede social, apoio social e satisfação social. As propriedades da pessoa referem-se às caraterísticas sociodemográficas individuais que a definem, como a idade, o sexo, a raça, o rendimento ou a religião. Não é difícil compreender como estas propriedades podem influenciar as experiências de vida de um doente.

As propriedades da situação referem-se a expectativas de papel, acontecimentos de vida, crises de saúde, acontecimentos de saúde e obstáculos quotidianos. Estas propriedades da situação influenciam claramente as expectativas e as experiências, em particular para uma pessoa idosa, que tem muito mais probabilidades de ter vivido numerosos acontecimentos de vida significativos. Mesmo que esses acontecimentos não tenham ocorrido recentemente, podem ter tido um impacto negativo ou prejudicial. Os acontecimentos de saúde acumulados determinam a reação de uma pessoa idosa ao tratamento dentário. Cada vez mais, as pessoas idosas podem vir a ver todos os acontecimentos de saúde como negativos, interpretando-os, na melhor das hipóteses, como uma oportunidade apenas para recuperar um nível anterior de competência. A pessoa idosa é particularmente vulnerável porque este cenário se repete em várias situações em numerosos domínios, por exemplo, físico, ambiental e social. Assim, o paciente mais velho que procura cuidados de um dentista para um problema de saúde oral menor pode também ter experimentado recentemente um problema cardíaco significativo, um problema menor mas muito doloroso no pé, uma mudança recente da casa da família para um apartamento, e a perda de um cônjuge, que o profissional pode não estar ciente, podem ter, independentemente da competência com que o tratamento é efectuado. Por conseguinte, é importante, tanto por razões de saúde como de QV, que o profissional de saúde tenha uma compreensão completa das propriedades pessoais do doente e das propriedades da situação, uma vez que estas influenciam a obtenção e a manutenção de uma qualidade de vida relacionada com a saúde oral (QVRSB) bem sucedida.

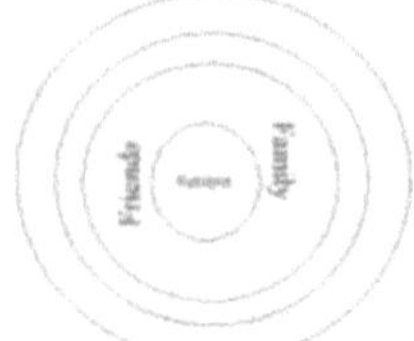

Fig: 8.1

Para além de considerar os factores pessoais e os factores da situação, o modelo de comboio das relações sociais sublinha a importância de compreender as relações sociais para prever a saúde e a QV. A Figura 8.1 ilustra as redes normais de apoio social. O indivíduo, neste caso o doente, é a pessoa no meio dos círculos concêntricos. As pessoas de quem o doente se sente mais próximo estão no círculo interior. Os familiares mais próximos e o(s) melhor(es) amigo(s) podem fazer parte deste círculo. O segundo e terceiro círculos estão reservados para as pessoas de quem o indivíduo se sente menos próximo. As relações sociais tendem a manter-se relativamente estáveis durante longos períodos. Este facto diz respeito, em particular, às pessoas que fazem parte dos círculos internos da rede social de um doente, que, em circunstâncias normais, não incluiria um dentista ou outros profissionais de saúde. No entanto, perante uma crise de cuidados de saúde, um profissional de saúde pode facilmente tornar-se uma figura mais central na rede social. Por exemplo, uma pessoa idosa pode não conseguir colocar a sua prótese dentária corretamente e, por isso, recusar-se a participar num determinado evento por estar demasiado envergonhada ou com demasiada apinéia para socializar. Nessas alturas, circunstâncias aparentemente triviais ou sem importância podem tornar-se críticas e as pessoas que podem ajudar o indivíduo a lidar com essa circunstância específica tornam-se instantaneamente significativas devido ao apoio social que podem proporcionar.

O termo "apoio social" refere-se ao que é trocado. A ajuda, o afeto e a afirmação são os três tipos de apoio que as pessoas trocam. A ajuda é a troca essencial e tangível de apoios instrumentais, tais como os prestados pelo prestador de cuidados de saúde oral. O doente pode estar com dores, ter um dente partido ou necessitar de uma obturação de uma cárie, e o prestador de cuidados de saúde oral pode responder especificamente a essas necessidades. Afeto refere-se à troca afectiva ou emocional de apoio. Sentir-se apoiado por um prestador de cuidados de saúde pode afetar significativamente o bem-estar e a saúde imediatos e a longo prazo do doente. O afeto é um apoio de tipo emocional e carinhoso, ao passo que a afirmação, o terceiro tipo de apoio, é mais cognitivo. A afirmação é a confirmação, por parte do prestador de apoio, de que os valores, atitudes e crenças da pessoa são partilhados. Por exemplo, um dentista pode apoiar um doente concordando que é importante para uma pessoa de 85 anos ter os seus próprios dentes naturais.

Outro elemento crítico das relações sociais é a forma como o indivíduo as avalia. Este aspeto das relações sociais foi designado por "satisfação com o apoio". É útil para os prestadores de cuidados de saúde saberem até que ponto os doentes estão satisfeitos com os seus cuidados de saúde. Compreender as avaliações que os doentes fazem das suas experiências anteriores pode ajudar o prestador de cuidados de saúde a conceber uma experiência que seja consistente com as experiências satisfatórias anteriores ou a resolver problemas passados de forma a melhorar a experiência atual.

Embora não seja desejável estereotipar os pacientes mais velhos, é importante considerar algumas caraterísticas comuns. Por exemplo, considerar o contexto histórico em que estes doentes tiveram as suas primeiras experiências com cuidados de saúde oral esclarece o facto de estes doentes poderem ver o profissional de saúde como uma figura de autoridade. Este facto pode afetar a comunicação. Por exemplo, esses pacientes podem acreditar que não é apropriado fazer perguntas. Embora este comportamento possa parecer, à primeira vista, um bom comportamento do doente, pode causar problemas. Por exemplo, um doente pode ter medo de um procedimento que se aproxima, mas sente-se pouco à vontade para perguntar sobre o mesmo. Esta falta de comunicação pode impedir a oportunidade de aliviar esses medos. Outros pacientes podem interpretar a necessidade de um procedimento de forma inapropriada e não terão essas interpretações incorrectas corrigidas devido à sua relutância em fazer as perguntas relevantes. Nestes casos, os profissionais de saúde oral poderiam aliviar preocupações e receios significativos se os doentes fizessem apenas as perguntas adequadas.
As interações com os prestadores de cuidados de saúde formais também podem assumir uma importância acrescida para os adultos mais velhos, porque o número de interações sociais informais diárias diminui frequentemente com a idade. Por conseguinte, é importante que o prestador de cuidados de saúde não interaja de forma apressada com o doente. Isto é especialmente importante quando se considera a probabilidade crescente de comorbilidades com a idade. Se um prestador de cuidados de saúde não utilizar um período de tempo adequado para avaliar a situação geral de saúde de um doente, podem surgir problemas graves.

Pode ser útil pensar na saúde e na consequente necessidade de cuidados de saúde como existindo ao longo de um continuum com três fases básicas, nomeadamente o período pré-crise, o período de crise e o período pós-crise. As relações sociais podem beneficiar o indivíduo na forma como este lida com cada uma destas fases do continuum dos cuidados de saúde. O apoio de outras pessoas pode ser útil em situações de pré-crise, encorajando comportamentos preventivos, como escovar os dentes, usar fio dental, fazer exercício e fazer check-ups regulares. O profissional de saúde pode explicar cuidadosamente a utilidade destas actividades e discutir com o doente a forma como estes comportamentos podem ser mais facilmente integrados na sua vida. No caso dos check-ups regulares, o profissional de saúde pode oferecer-se para enviar um postal de lembrete ou fazer um telefonema para ajudar a marcar a consulta. As situações de crise, como quando o doente está prestes a submeter-se a um tratamento importante, exigem uma preparação aprofundada. É útil permitir que o doente tenha tempo para se adaptar ao que vai acontecer. Os doentes mais velhos conseguem muitas vezes lidar melhor com a situação se forem avisados com antecedência e se acreditarem que o seu prestador de cuidados de saúde os está a apoiar.

Um exemplo de um evento pós-crise é uma interação de acompanhamento que ocorre após a realização de um procedimento. Este apoio pós-crise pode assumir a forma de informação fornecida aos doentes que os ajude a recuperar totalmente ou que possa acelerar a sua recuperação. É durante este período que um prestador de cuidados de saúde pode ter a oportunidade de envolver um doente em novos comportamentos de saúde. O apoio e o encorajamento fornecidos por um prestador de cuidados de saúde podem ser especialmente importantes neste momento crítico. Uma atitude positiva que transmita a fé de um profissional de saúde na capacidade do indivíduo para enfrentar um novo desafio pode ser muito importante. Do mesmo modo, é importante não permitir que os doentes se envolvam em qualquer raciocínio antiquado, por exemplo, que acreditem que são demasiado velhos para mudar ou que a mudança seria infrutífera nesta fase tardia da vida. As pessoas mais velhas podem encontrar formas criativas de manter os aspectos da vida que são importantes para elas. Este facto é descrito na teoria da otimização selectiva com compensação, que sugere que os indivíduos mais velhos devem concentrar-se em menos comportamentos (selecionar) para facilitar um melhor desempenho (otimizar) e envolver-se em comportamentos que compensem os efeitos negativos específicos da idade (compensar). Embora as pessoas de todas as faixas etárias se envolvam na otimização selectiva com compensação, as pessoas mais velhas têm mais probabilidades de o fazer porque as suas capacidades são frequentemente questionadas.

A QVRSB dos idosos é um fenómeno complexo que depende da história de vida do indivíduo e da natureza das suas relações sociais. As caraterísticas pessoais e situacionais dos doentes, a sua história geral de relações sociais e a sua história específica de relações com os prestadores de cuidados de saúde são factores importantes que influenciam a sua atual QVRSB. Pode ser benéfico para o prestador de cuidados de saúde avaliar o significado destas relações em diferentes fases do processo contínuo de saúde. Os prestadores de cuidados de saúde desempenham um papel ativo na ajuda aos seus pacientes para manterem uma óptima QVRSB.

Apenas alguns estudos mediram o impacto do tratamento dentário na QV. No entanto, é razoável assumir que a remoção da dor e a melhoria da função através de meios restauradores e/ou protéticos devem melhorar a capacidade dos pacientes mais velhos para funcionar, interagir com os outros e realizar actividades diárias normais.[54]

Petersen PE e Nortov B (1995)[55] realizaram um estudo prospetivo durante a implementação de serviços dentários gratuitos numa comunidade e mostraram que, à medida que as visitas ao dentista aumentavam, os cuidados orais dos pacientes melhoravam e estes relatavam uma melhor qualidade de vida ao longo do tempo. Este resultado também é apoiado pela investigação sobre os resultados do tratamento de doentes com problemas de saúde. Os sinais de problemas sistémicos são numerosos na boca. Quando estas doenças são tratadas. A QV muda.

Ghezzi EM e Ship JA (2000)[34] afirmaram que a QV dos pacientes com doenças crónicas pode ser melhorada quando as condições orais são tratadas

1. Dentaduras:

Uma questão clínica comum é se e quando os médicos podem recomendar a extração de uma dentição pobre remanescente e a colocação de uma prótese. Tanto o paciente quanto o dentista devem decidir se a qualidade de vida será melhorada. Neste cenário em particular, pode acreditar-se que uma prótese pode servir melhor o doente devido à remoção da dor e à melhoria da estética. No entanto, é importante notar que a manutenção de uma dentição natural estável é melhor para todos os parâmetros de QV. Além disso, os resultados objectivos são difíceis de obter e limitam-se sobretudo à mastigação ou à função mastigatória. Por exemplo, a capacidade de mastigação percepcionada pelo paciente é frequentemente boa e pode não se deteriorar com o tempo. Uma vez que a taxa de incidência de má mastigação auto-referida é baixa (aproximadamente 10%), é difícil avaliar o impacto do tratamento porque mesmo as diferenças significativas podem tornar-se estatisticamente invisíveis. Além disso, no caso das dentaduras, é difícil detetar queixas e os factores causais nao sao óbvios para a maioria dos examinadores, a menos que exista uma falha de conceção.

2. Próteses retidas por implantes:

Os implantes dentários modernos foram inicialmente concebidos para a retenção ou substituição de próteses totais mandibulares pouco retentivas, sendo a sua utilização há muito defendida e documentada. No entanto, as vantagens de tais dispositivos só recentemente foram objetivamente medidas. A qualidade de vida relacionada com as próteses removíveis retidas por implantes é um bom modelo para estudar o impacto das melhorias orais no bem-estar geral, porque esta investigação mostra que as próteses retidas por implantes melhoram consideravelmente as capacidades de mastigação do doente. Os implantes dentários são, na sua maioria, dispositivos em forma de raiz, ancorados no osso (osteointegrados) que suportam dentes ou próteses. No caso das próteses, e particularmente das próteses mandibulares para maxilares reabsorvidos, a mobilidade extrema das próteses tradicionais é eliminada. Isto pode levar a uma melhoria significativa das funções relacionadas com a saúde oral.

Tem sido difícil avaliar os resultados deste protocolo de tratamento devido ao baixo número de queixas dos doentes. Outros obstáculos incluem o custo elevado, a necessidade de procedimentos cirúrgicos e o facto de os doentes poderem não prever uma possível melhoria. Por conseguinte, poucos doentes expressarão espontaneamente o desejo de efetuar tais procedimentos, a menos que tenham queixas sobre as suas próteses existentes. Para além disso, as explicações profissionais podem influenciar os doentes.

No entanto, os primeiros ensaios relataram uma melhoria líquida em vários parâmetros relacionados com a qualidade de vida quando os pacientes com dentaduras deficientes receberam restaurações fixas retidas por implantes. Estas conclusões foram apoiadas por outras avaliações. Os pacientes referem uma integração bem sucedida da sua própria parte do corpo. As medidas de substituição, como a força de mordida, a cominuição dos alimentos ou a capacidade de mastigação, também melhoram quando são utilizados implantes para estabilizar uma prótese. Estes factores contribuem para uma maior perceção global de conforto, o que, por sua vez, melhora as relações sociais, uma vez que o doente desenvolve um sentimento de segurança. Estes factos conduzem a um aumento da qualidade de vida. Uma melhoria líquida é particularmente evidente quando uma sobredentadura retida por implantes é utilizada em mandíbulas atróficas.

As expectativas desempenham um papel na QVRSB porque o estado pré-tratamento determina grandemente a satisfação do doente com o resultado. Por exemplo, numa comparação entre próteses novas bem ajustadas e próteses novas retidas por implantes, podem ser observados resultados semelhantes no que respeita à satisfação. No entanto, esta constatação não implica que os resultados do tratamento sejam iguais. Outro fator de complicação é a manutenção de uma melhoria. Uma recaída pode ser observada na satisfação auto-relatada com o tratamento porque o resultado do tratamento já não é uma experiência nova. A satisfação a curto prazo com um tratamento e a melhoria da qualidade de vida também podem diminuir com o tempo devido ao aumento das expectativas no final da fase de tratamento. Por conseguinte, a utilização de avaliações a longo prazo pode ser uma melhor abordagem para avaliar os verdadeiros resultados dos tratamentos.

A utilização de resultados de QV relativos a diferentes abordagens de tratamento é importante para fins de saúde pública, se estiver a ser investigada uma possível implementação para a população em geral. Num estudo com mais de 5.000 pacientes edêntulos cujo tratamento com próteses implanto-suportadas teria sido coberto pela sua seguradora, Cune e colegas descobriram que apenas alguns pacientes receberam este tratamento. Isto apesar do facto de haver um grande número de utilizadores de próteses insatisfeitos e de a satisfação dos pacientes tratados com implantes ser elevada. De facto, existe uma discrepância entre as experiências dos pacientes e as avaliações baseadas na população, apesar do facto de uma melhoria do funcionamento oral ter um efeito importante na qualidade de vida e poder melhorar o estado de saúde geral dos pacientes.[54]

b. CRIANÇAS

A cárie é a doença crónica mais comum na infância. A cárie dentária nas crianças é cinco vezes mais comum do que a febre dos fenos e 14 vezes mais comum do que a bronquite crónica. Em média, afecta 18% das crianças entre os dois e os quatro anos de idade, 52% das crianças entre os seis e os oito anos de idade e 61% dos adolescentes até aos 15 anos de idade. Estas percentagens também variam consoante a etnia e a raça. A percentagem de crianças com cáries dentárias não tratadas é substancial e as medidas preventivas, como a aplicação de selantes dentários, continuam a ser largamente subutilizadas. Estas medidas também diferem significativamente entre os diferentes grupos raciais/étnicos.

Se a cárie ocorrer antes de a criança ter 72 meses de idade, é designada por cárie da primeira infância (CPI). Este termo relativamente novo engloba todas as cáries dentárias que ocorrem na dentição primária de crianças pequenas. No passado, este padrão era referido como cárie labial, cárie dos incisivos, cárie galopante, cárie do biberão e cárie do biberão. A falta de acordo sobre definições e critérios de diagnóstico para a CEC muito provavelmente dificultou os esforços para combatê-la no passado. No entanto, esta situação mudou em abril de 1999, quando o Instituto Nacional de Investigação Dentária e Craniofacial, a Administração de Recursos e Serviços de Saúde e a Administração de Financiamento de Cuidados de Saúde patrocinaram um workshop sobre CCE. Os participantes deste workshop analisaram os métodos utilizados para diagnosticar a cárie dentária nos dentes decíduos e propuseram definições de casos e critérios de diagnóstico para futuros projectos de investigação relativos à cárie dentária em crianças em idade pré-escolar. O termo CCE é definido como a presença de uma ou mais superfícies cariadas (lesões não cavitadas ou cavitadas), ausentes (devido a cáries) ou preenchidas em qualquer dente primário.

O termo CEC grave refere-se a padrões de destruição atípicos, progressivos, agudos, desenfreados ou virulentos. Os doentes com CCE grave apresentam-se pela primeira vez ao dentista entre os 15 e os 48 meses de idade e entram normalmente no sistema de saúde através dos serviços de urgência. Os cuidadores geralmente afirmam que os dentes de seus filhos quebram ou lascam, e podem mencionar um padrão familiar de dentes fracos ou pobres. Estas crianças têm vários dentes cariados nas regiões posterior e anterior e sentem dor, o que interfere com as suas actividades diárias, como comer, dormir e brincar com os outros. Pústulas de tecidos moles, furúnculos e fístulas de drenagem acompanham os dentes cariados à medida que as bactérias atravessam a câmara pulpar até ao ápice da raiz e se infiltram no osso circundante, causando infecções agudas ou crónicas e manifestando-se como lesões nos tecidos moles ou na gengiva.

O CEC desenvolve-se em todos os dentes e em todas as superfícies. No entanto, os dados do terceiro Inquérito Nacional de Saúde e Nutrição (NHANES III) mostram que existe um padrão típico de suscetibilidade dentária.

O continuum dos sítios mais comuns para os menos comuns de prevalência de cárie nos dentes decíduos de crianças de três anos de idade é o seguinte (1) superfícies oclusais dos molares, (2) incisivos superiores, (3) superfícies vestibulares e linguais dos molares, (4) superfícies mesiais e distais dos molares (5) caninos superiores, e (6) caninos e incisivos inferiores. As taxas de prevalência de CCE diferem em função do rendimento do prestador de cuidados, da idade, do sexo, da raça/etnia e do estado clínico. As crianças com elevado risco de desenvolver cáries são provenientes de famílias com baixos rendimentos e de minorias e/ou têm necessidades especiais de cuidados de saúde.[56]

Chen M e Hunter P (1996)[57] referem que a CEC é suscetível de afetar a saúde oral futura da criança, conduzir a um aumento da probabilidade de visitas ao serviço de urgência e sobrecarregar as famílias e as crianças, a investigação também demonstra que o estado de saúde oral da criança está intimamente associado à sua QVRS.

Low W et al (1999)[58] refere na sua investigação que a qualidade de vida das crianças com CCE entre os 36 e os 44 meses de idade tem um impacto significativo no bem-estar das crianças.

Neste momento, é importante avaliar a QVRSB das crianças. Quatro dimensões são relevantes quando se considera a QVRSB das crianças. Em primeiro lugar, os factores funcionais, como o facto de as crianças poderem mastigar e morder, desempenham um papel essencial. A dor e o desconforto devido a problemas de saúde oral são um segundo componente da QVRSB das crianças. Os factores psicológicos, em particular se as crianças gostam do aspeto dos seus dentes e de que forma a saúde oral afecta a sua autoestima, constituem um terceiro aspeto da QVRSB das crianças. Finalmente, os aspectos sociais, tais como se a saúde oral das crianças interfere com as suas actividades escolares e lúdicas, também devem ser considerados.

Se se concordar que estes quatro aspectos devem ser incluídos na avaliação da QVRSB, a questão seguinte é como desenvolver um instrumento de medição que seja fiável, válido e possa ser utilizado em crianças em diferentes fases de desenvolvimento. Uma consideração discutida na literatura é se as próprias crianças precisam de responder a esse instrumento ou se os pais ou cuidadores seriam capazes de avaliar a QV de uma criança. A investigação mostra que os profissionais de saúde, os pais e as crianças podem diferir nas suas opiniões sobre a QVRS de uma criança. Esta constatação pode levar à conclusão de que só as próprias crianças podem e devem fazer uma avaliação subjectiva da sua própria QV. No entanto, esta abordagem não tem em conta o papel fundamental que os pais desempenham no contacto das crianças com os cuidados dentários e médicos de que necessitam. Fazer perguntas aos pais sobre a QV dos seus filhos pode servir como uma chamada de atenção para os pais. Constitui uma oportunidade para sensibilizar os pais ou os encarregados de educação para a situação da criança. Os pais ou tutores são, em última análise, responsáveis pela educação dos seus filhos sobre a promoção da saúde oral e pela marcação de consultas dentárias.

Na tradição do CHQ, devem ser desenvolvidos instrumentos OHRQOL a que as próprias crianças respondam, bem como inquéritos que os pais/prestadores de cuidados e mesmo os prestadores de cuidados de saúde possam utilizar para avaliar a QV da criança. Esta abordagem tem duas vantagens. Em primeiro lugar, responder a várias perguntas concretas sobre a situação de uma criança pode tornar os problemas da criança mais evidentes e, assim, sensibilizar os pais para a situação da criança. Em segundo lugar, o facto de se encontrarem potenciais discrepâncias nas respostas dadas pelos pais, pelas crianças e pelos profissionais pode ser benéfico. A investigação sobre a tríade criança-pais-dentista mostra que existem percepções erradas. Por exemplo, a avaliação que os pais fazem do medo dentário dos seus filhos está significativamente correlacionada com o medo dentário dos pais. No entanto, a avaliação dos pais sobre o medo da criança não está correlacionada com as avaliações dos dentistas sobre o comportamento da criança na cadeira dentária. É importante compreender que estas discrepâncias não são problemas metodológicos ou de medição. Elas reflectem a realidade subjectiva tal como é percebida pelos indivíduos envolvidos na situação. Uma discussão sobre as discrepâncias pode proporcionar uma oportunidade para aumentar a compreensão da situação e, em última análise, conduzirá a uma melhor comunicação e a melhores cuidados para a criança.
Uma segunda preocupação metodológica quando se avalia a QV em crianças é decidir que formato de

pergunta/resposta deve ser escolhido para crianças em diferentes fases de desenvolvimento. Se as crianças forem afectadas pelo CCE no início das suas vidas, é crucial dar-lhes voz nessa altura. Foram efectuadas investigações preliminares sobre a medição da QVRS em crianças entre um e cinco anos de idade. No entanto, a investigação sobre a medição da dor em crianças é mais informativa para compreender como medir a QV de uma forma adequada à idade. Esta investigação mostra que as crianças são capazes de relatar a sua angústia com bastante precisão a partir dos cinco anos de idade. No entanto, a capacidade de descrever a dor evolui juntamente com o desenvolvimento cognitivo da criança, passando de descrições concretas e ligadas à perceção para descrições mais abstractas e generalizadas. Com base nestas considerações sobre o desenvolvimento, foi desenvolvida uma escala OHRQOL para crianças com quatro anos ou mais e para os seus pais, nas versões inglesa e espanhola. Consiste em oito questões relacionadas com aspectos funcionais ("O meu filho está feliz com os seus dentes", "O meu filho tem um sorriso bonito") e dor/desconforto ("Os dentes do meu filho são sensíveis ao calor e/ou ao frio", "Os dentes do meu filho são sensíveis aos doces", "O meu filho teve uma dor de dentes ou dor durante o último ano", "O meu filho tem uma dor de dentes ou dor agora"). Os dados de 203 crianças (idades compreendidas entre os quatro e os dezasseis anos; média de idades de 8,2 anos) mostram que as crianças a partir dos quatro anos são capazes de responder a estas questões se for utilizado o formato de resposta "sim/não". Os dados de 50 pais que acompanharam os seus filhos a um consultório dentário num centro urbano mostram que estes pais são capazes de responder a estas questões. A Escala de Qualidade de Vida em Saúde Oral dos Pais utiliza um formato de resposta em escala de Likert com cinco categorias, variando de "discordo totalmente" a "concordo totalmente". A fiabilidade e a validade destas escalas utilizadas nos primeiros estudos-piloto foram testadas em estudos adicionais.[56]

c. GÉNERO

Três tendências gerais são bastante evidentes nas relações entre género, saúde, cuidados de saúde e QVRS. Em primeiro lugar, as mulheres e os homens têm expectativas de vida significativamente diferentes em todos os grupos étnicos/raciais. Em 1997, a esperança de vida estimada para um rapaz recém-nascido era de 73,6 anos e para uma rapariga de 79,2 anos. Embora, em média, sejam concebidos e nasçam mais rapazes do que raparigas, a taxa de mortalidade masculina é mais elevada em todas as idades. Aos 65 anos, a relação entre os sexos é de cinco mulheres para quatro homens e esta discrepância aumenta ao longo do tempo para uma relação de cinco mulheres para dois homens na faixa etária dos 85 aos 89 anos. Esta diferença nas taxas de mortalidade pode ser o resultado de causas biológicas. No entanto, os factores relacionados com o estilo de vida e o comportamento de risco também estão claramente relacionados com este resultado. Os homens têm maior probabilidade de fumar, beber álcool, envolver-se em homicídios ou acidentes, cometer suicídio ou morrer de SIDA. Compreender a forma como os factores biológicos interagem com processos psicológicos básicos (como o envolvimento em comportamentos aditivos) e são moderados por estilos pessoais e condições sociais e culturais parece, portanto, crucial quando se analisam os dados de mortalidade de homens e mulheres.

Em segundo lugar, as mulheres e os homens diferem no grau em que são afectados por diferentes doenças. Um título apelativo de uma recensão de um livro sobre a saúde das mulheres dizia: "Os homens suam, as mulheres passam fome: O género afecta a saúde". Variações deste título poderiam ser "As mulheres ficam deprimidas, os homens abusam do álcool, ou as mulheres têm dores, os homens têm tensão alta". Embora nenhum destes títulos deva ser interpretado como indicando dicotomias absolutas, os títulos representam uma tentativa de captar o facto de as taxas de incidência de várias doenças serem bastante diferentes para homens e mulheres. Está fora do âmbito deste capítulo catalogar todas as muitas formas em que mulheres e homens diferem na probabilidade de serem afectados por determinadas doenças. No entanto, é evidente que a causa destas várias diferenças entre os géneros deve ser melhor compreendida e explorada numa perspetiva biopsicossocial.

Em terceiro lugar, as mulheres e os homens também diferem nas suas experiências com os cuidados de saúde e na sua QVRS. Uma análise da frequência com que homens e mulheres utilizam os serviços de saúde mostra, por exemplo, que as mulheres têm uma maior frequência de consultas médicas do que os homens. As mulheres e os homens também diferem na probabilidade de receberem determinados tratamentos cirúrgicos ou farmacológicos. A satisfação com o tratamento médico e os resultados em termos de qualidade de vida (QV) após o tratamento de determinadas doenças são também função do género.

Os estudos sobre homens e mulheres com problemas cardiovasculares revelam diferenças claras entre os géneros na QVRS. Por exemplo, a investigação sobre doentes submetidos a cirurgia de bypass da artéria coronária mostra que as mulheres não só têm uma taxa de mortalidade mais elevada do que os homens cinco anos após a cirurgia, mas que as mulheres relataram sofrer mais em termos de limitações físicas, dores no peito e outros problemas de QVRS em comparação com os homens. O mesmo estudo demonstrou ainda que os homens relataram maior melhoria da QV associada a actividades físicas como a marcha do que as mulheres. Entre os doentes de um estudo sobre ensaios de disfunção ventricular esquerda, as mulheres com insuficiência cardíaca voltaram a referir pontuações mais baixas de satisfação geral com a vida, funcionamento físico e saúde social e geral, em comparação com os homens. As diferenças de género na QVRS são também encontradas em áreas de saúde tão diversas como o tratamento da dependência do álcool, a infeção pelo VIH e a síndrome do intestino irritável.

A investigação em matéria de QVRS é ainda um empreendimento tão orientado para a investigação que não é surpreendente que a investigação sobre as diferenças de género na QV esteja ainda numa fase inicial. Embora os resultados da investigação mostrem que existem diferenças entre os géneros na QVRS, as causas e as implicações dessas diferenças estão em grande parte inexploradas e não são teoricamente compreendidas. É necessária mais investigação para compreender melhor como o género afecta a saúde e os cuidados de saúde e como a QV de homens e mulheres é afetada por estes aspectos das suas vidas.[59]

Chesney MA e Ozer EM (1995)[60] propuseram um paradigma abrangente para estudar as áreas de conteúdo da saúde oral das mulheres. Este modelo é exemplar na sua tentativa de captar a complexidade das questões envolvidas e pode ser facilmente revisto para incluir considerações de QV. Os autores defendem a importância de estudar as doenças orais que afectam a maioria das mulheres e as que são mais comuns nas mulheres do que nos homens, a relação entre estas e o sistema de cuidados de saúde oral, as influências do género no risco para a saúde, as influências sociais na saúde das mulheres, as influências sistémicas na saúde oral e as influências orais na saúde sistémica. Dado que as diferenças de género nos indicadores de saúde oral não são impressionantes, este paradigma aponta para o quadro mais amplo em que o género e a saúde oral devem ser estudados.

A diferença de género na perda de dentes, cáries dentárias e doença periodontal nos EUA mostra que a perda de dentes nos homens tem mais probabilidade de ter cáries coronais do que nos homens; os homens têm mais probabilidade de ter cáries na superfície da raiz do que as mulheres: e os homens têm mais gengivite, recessão e perda de inserção do que as mulheres. No entanto, em comparação com os homens, as mulheres têm percentagens mais elevadas de doença da articulação temporomandibular e algumas outras doenças orais, como certas alterações do paladar e alterações associadas à gravidez.

No que diz respeito à utilização dos cuidados de saúde oral, surge o mesmo quadro que foi descrito para os cuidados de saúde gerais. As mulheres são mais propensas a procurar cuidados dentários preventivos e referem uma taxa mais elevada de comportamentos dentários preventivos, como a escovagem dos dentes. Apesar de as diferenças entre os géneros em termos de má oclusão serem pequenas, as mulheres também têm mais probabilidades do que os homens de procurar tratamento ortodôntico cirúrgico e os homens (rapazes) têm menos probabilidades do que as mulheres (raparigas) de fazer tratamento ortodôntico. No entanto, este padrão de as mulheres utilizarem os serviços de saúde oral a uma taxa mais elevada do que os homens é moderado por vários factores estruturais. Por exemplo, as mulheres têm maior probabilidade de viver na pobreza do que os homens, o que afecta a utilização dos cuidados de saúde oral. Se as mulheres lutam contra doenças potencialmente fatais, como o VIH, é provável que subutilizem os serviços de cuidados de saúde oral. Estes factos implicam que, em situações estruturais comparáveis, as mulheres podem ter ainda mais probabilidades de procurar serviços de saúde oral quando necessário, em comparação com os homens.

Além disso, a nova investigação centra-se na compreensão da relação entre a saúde geral e a saúde oral. Esta investigação mostra, por exemplo, que existe uma relação entre certas doenças orais e algumas condições de saúde geral, como as doenças cardiovasculares, a perda óssea pós-menopausa, os distúrbios alimentares, os resultados perinatais e o baixo peso à nascença. O efeito das considerações específicas do género na medicação, como os efeitos da terapia de substituição hormonal na saúde oral e as considerações especiais durante a gravidez, também estão bem documentados.

Menos sistematicamente documentados são os resultados que fornecem informações sobre a relação entre o género e a QVRSB. Existem provas claras de que os pacientes percepcionam uma relação entre a saúde oral e a QV e que esta relação é moderada pelo género. As mulheres consideram que a saúde oral tem um maior impacto na sua QV do que os homens. Do lado negativo, em comparação com os homens, as mulheres relatam mais frequentemente que a saúde oral lhes causa dor, embaraço e dificuldades financeiras; enquanto do lado positivo, as mulheres percepcionam mais frequentemente a saúde oral como melhorando a sua qualidade de vida, o seu humor, a sua aparência e o seu bem-estar geral, em comparação com os homens. Considerando as interações entre os pacientes e os prestadores de cuidados dentários, é importante compreender que existem diferenças de género na QV antes, durante e após uma interação dentária. Por exemplo, os homens prevêem mais dor antes de serem submetidos a uma cirurgia periodontal do que as mulheres; no entanto, em comparação com as mulheres, os homens recordam menos dor após a cirurgia periodontal. Durante um procedimento dentário, os pacientes do sexo masculino diferem das pacientes do sexo feminino não só na resposta do seu sistema imunitário à ansiedade e ao stress, mas também na forma como a interação com o prestador de cuidados de saúde pode causar um aumento da ansiedade e levar a que se evite o tratamento no futuro. Após um tratamento, a investigação mostra que as mulheres podem registar uma recuperação mais longa e, em alguns casos, classificações globais de QV mais baixas do que os homens. As diferenças de género no grau em que a saúde oral afecta a QV ao longo da vida e na velhice são também bastante interessantes.

Em resumo, é evidente que o género é um fator crucial na investigação sobre saúde oral e cuidados de saúde oral, bem como na prática clínica. Em média, os homens e as mulheres não diferem drasticamente na sua saúde oral geral. No entanto, a utilização dos serviços de cuidados de saúde depende claramente das influências do género, tal como os resultados do tratamento e a QVRSB. Circunstâncias especiais como a pobreza, a violência e as doenças físicas e mentais podem ser mais prevalecentes entre os homens ou as mulheres, e estas circunstâncias afectarão as estatísticas relativas à saúde oral e aos cuidados de saúde. Os investigadores em medicina dentária, bem como os médicos dentistas, têm de estar conscientes do papel significativo que o género desempenha nas suas profissões e tirar partido do número crescente de recursos disponíveis que proporcionam acesso a informações sobre esta importante matéria[59].

9. <u>OHRQOL EM SITUAÇÕES ESPECIAIS</u>:

Esta secção centra-se na qualidade de vida relacionada com a saúde oral em crianças e adolescentes com necessidades especiais de cuidados de saúde e em pacientes que foram submetidos a procedimentos de tratamento especiais, como a cirurgia ortognática, etc.

A Divisão de Serviços para Crianças com Necessidades Especiais de Cuidados de Saúde do Gabinete Federal de Saúde Materna e Infantil definiu as crianças com cuidados especiais como "aquelas que têm ou estão em risco acrescido de ter uma doença crónica física, de desenvolvimento, comportamental ou emocional e que também necessitam de serviços de saúde e afins de um tipo ou quantidade superior à exigida pelas crianças em geral". A definição foi intencionalmente alargada e inclusiva para se centrar na prevenção de deficiências primárias e secundárias e para incentivar um maior empenhamento na tarefa de intervenção eficaz na vida destas crianças. O National Health Interview Survey (NHIS) de 1994 revelou que 18% das crianças americanas com menos de 18 anos tinham uma doença crónica física, de desenvolvimento, comportamental ou emocional que exigia serviços relacionados com a saúde para além dos utilizados pelas crianças em geral.

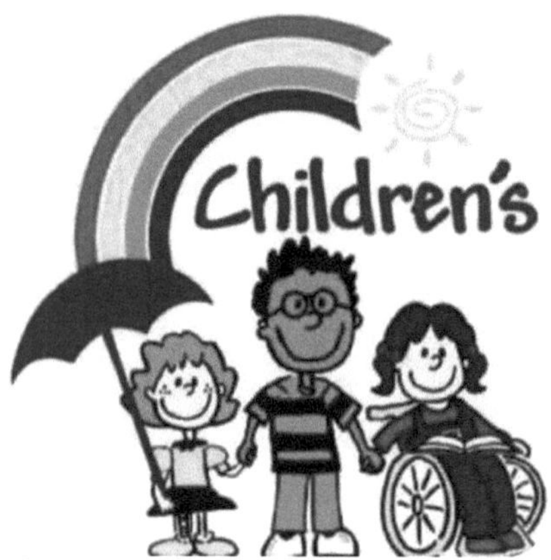

Fig: 9.1

A deficiência nas crianças é definida como uma redução a longo prazo da capacidade de realizar actividades sociais, como a escola ou brincar, devido a uma doença física ou mental crónica. O NHIS de 1992-94 revelou que cerca de 6,5% de todas as crianças americanas não institucionalizadas tinham algum grau de deficiência. As deficiências mais comuns eram as doenças respiratórias (especialmente a asma) e as perturbações da fala, dos sentidos especiais e da inteligência, nomeadamente o atraso mental. A prevalência de deficiências era mais elevada nas crianças com mais de cinco anos, nos rapazes, nos afro-americanos e nas crianças de famílias com baixos rendimentos, menos instruídas e/ou monoparentais. Em média, estas crianças estavam limitadas nas suas actividades diárias durante mais de duas semanas por ano, o que teve efeitos substanciais nos sistemas educativo e de saúde. Uma análise mais aprofundada do NHIS revelou a forte associação entre as desvantagens económicas e sociais e uma maior prevalência da deficiência. Por conseguinte, é da maior importância direcionar os esforços de prevenção e reabilitação para estas crianças e respectivas famílias, a fim de melhorar o impacto das condições incapacitantes e reduzir as suas consequências ao longo da vida, incluindo os custos financeiros associados. Sabe-se que os membros de grupos raciais e étnicos minoritários, as pessoas com um estatuto socioeconómico mais baixo e as pessoas com problemas de saúde estão também em maior risco de desenvolver doenças orais. O inquérito do NHIS de 1995 mostrou que quatro de cinco crianças não seguradas com necessidades especiais de cuidados de saúde provinham de famílias com rendimentos médios ou baixos, e os cuidados dentários eram a sua necessidade não satisfeita mais prevalente.

1. Garantir os cuidados dentários e orais:

O acesso aos cuidados dentários está altamente correlacionado com o rendimento. Os cuidados dentários têm menos probabilidades de serem cobertos por um seguro de terceiros e as suas franquias e co-seguros são normalmente mais elevados do que os dos cuidados médicos ou cirúrgicos. O Inquérito Nacional sobre o Acesso aos Cuidados de Saúde de 1994 revelou que mais indivíduos com uma saúde razoável ou má (16,1%) tinham necessidades dentárias não satisfeitas do que pessoas com uma saúde boa ou excelente (7,7%). As necessidades de cuidados dentários não satisfeitas eram maiores entre os indivíduos que tinham doenças crónicas. As principais razões apresentadas por estes indivíduos para não obterem serviços dentários e/ou a incapacidade de encontrar um dentista que aceitasse o seu seguro. Quando os inquiridos da população em geral foram questionados sobre cinco serviços de saúde (cuidados médicos/cirúrgicos, medicamentos sujeitos a receita médica, óculos, cuidados dentários e serviços de saúde mental), os cuidados dentários foram a necessidade não satisfeita mais elevada.

A lei exige que os profissionais de medicina dentária ofereçam aos pacientes com necessidades de cuidados especiais um tratamento semelhante ao que dão aos indivíduos saudáveis. No entanto, muitas famílias enfrentam dificuldades em encontrar profissionais de medicina dentária que estejam dispostos a aceitar a sua criança clinicamente comprometida como paciente devido às seguintes razões.

1. Limitações físicas do consultório dentário.
2. Consultas demoradas (podem ser necessárias visitas mais longas devido à capacidade limitada de

cooperação do doente, à necessidade de consultar médicos, etc.).

3. O reembolso financeiro pode não ser considerado proporcional à quantidade de tempo e esforço despendidos na prestação de serviços dentários. Por exemplo, muitos profissionais de medicina dentária não participam nos programas Medicaid devido à sua frustração com a quantidade de papelada e ao descontentamento com as taxas de reembolso. Estas taxas mais baixas, por sua vez, podem encorajar os médicos a prestar cuidados de qualidade inferior. Além disso, os prestadores que aceitam pacientes do Medicaid podem ser vistos com menos estima pelos decisores políticos, outros pacientes e colegas dentistas.

4. Falta de formação adequada por parte do profissional de medicina dentária ou crença de que estas crianças só devem ser tratadas em ambiente hospitalar.

5. Falta de educação relativamente à condição do doente e falta de vontade de aprender sobre a mesma. Aproximadamente 75% dos dentistas não tratam pacientes com deficiência devido aos seus problemas médicos e comportamentais.

6. Falta de privilégios hospitalares necessários para prestar cuidados no bloco operatório a determinados tipos de doentes.

7. Falta de formação do pessoal auxiliar.

8. Questões de tutela e consentimento.

9. O receio dos profissionais de medicina dentária de transmissão de doenças (síndrome da imunodeficiência adquirida (SIDA), hepatite, etc.), de ficarem socialmente estigmatizados por tratarem o paciente e/ou de perderem negócios. Pode também desaprovar pessoalmente o comportamento do indivíduo que levou ao desenvolvimento da doença ou condição (atitudes e estereótipos sociais).

10. Acredita que as normas de prática dentária existentes têm de ser amplamente modificadas para tratar estes doentes.

11. Os próprios sentimentos de inadequação do dentista.

12. O baixo rácio de dentistas pediátricos em relação às crianças (aproximadamente 1,2:100.000).

As atitudes da família em relação à saúde oral e aos cuidados dentários levantam questões adicionais que podem interferir com a prestação de cuidados dentários à criança clinicamente comprometida. Alguns dos factores relevantes são os seguintes.

1. Desconhecimento da relação entre a saúde oral e a saúde sistémica

2. A saúde oral é pouco prioritária em relação a muitos outros problemas médicos

3. Cansaço de lidar com vários profissionais de saúde

4. Presunção de que a criança não tem problemas orais/dentários

5. Atitude fatalista em relação à doença dentária

6. Atitudes dos cuidadores em relação aos cuidados dentários

7. A ansiedade do cuidador/responsável pela visita ao dentista

8. Distância geográfica do centro dentário

9. Falta de transporte

10. Excesso de doces e snacks cariogénicos para a criança e falta de aplicação de bons hábitos de higiene oral

Os prestadores de cuidados que compreendem a importância de uma cavidade oral saudável podem enfrentar barreiras desencorajadoras, tais como a necessidade de uma defesa excessiva e contínua e de um envolvimento continuado, mesmo depois de a criança ter atingido a idade adulta. Podem aperceber-se de uma falta de sensibilidade demonstrada pelo profissional de medicina dentária e de uma falta de rede de prestadores de cuidados que deixa as famílias por sua conta para procurar e coordenar os cuidados adequados. Para além disso, a vontade de tratar não se traduz necessariamente na disponibilidade de cuidados. As finanças são também um obstáculo significativo à obtenção de cuidados dentários e são citadas como a principal razão para a falta de cobertura para três em cada quatro crianças sem seguro. Para as crianças mais velhas e adolescentes, o medo, a ansiedade, a aversão ao dentista e as atitudes negativas em relação à medicina dentária são também questões que atrasam a procura de cuidados.

No caso de doentes institucionalizados, os prestadores de cuidados podem ter relutância em prestar cuidados de higiene oral devido à necessidade de sondar a cavidade oral e a sentimentos de desconforto com a saliva e o sangramento gengival. Além disso, a sua falta de formação em cuidados de saúde e higiene oral e o seu receio de provocar comportamentos perturbadores também podem contribuir para cuidados orais deficientes. A cobertura do seguro dentário não equivale necessariamente a um acesso total aos serviços. Certos procedimentos podem não ser considerados clinicamente necessários pelas companhias de seguros, porque podem considerá-los opcionais ou não relacionados com a saúde geral do paciente. Um bom exemplo é a recusa de cobrir as despesas associadas à anestesia geral e à hospitalização para reabilitação dentária de crianças e adolescentes que não podem receber, suportar ou cooperar com a prestação de cuidados dentários num ambiente dentário normal. A não cobertura dos cuidados dentários no bloco operatório representa um encargo financeiro significativo para as famílias. A maioria das famílias não tem meios para pagar estas despesas, o que leva a um maior comprometimento da saúde oral e da qualidade de vida (QV) da criança. Além disso, as barreiras linguísticas e culturais também podem interferir no acesso aos cuidados de saúde e aos seguros. As competências de comunicação numa língua estrangeira, as diferentes perspectivas culturais em relação às doenças crónicas da infância e a compreensão da elegibilidade para os seguros e do processo de inscrição tornaram-se desafios crescentes nos Estados Unidos.

Todos estes factores conduzem a várias consequências negativas que afectam a qualidade de vida dos doentes. Estas consequências incluem as seguintes.

1. Os exames dentários preventivos periódicos são reduzidos.
2. A escolha dos prestadores de serviços é limitada.
3. A qualidade dos serviços pode ser inferior à dos serviços prestados a pessoas saudáveis.
4. Os intervalos entre as consultas podem ser longos, o que leva a que os cuidados dentários e orais sejam orientados para as crises.
5. Os custos de reparação dos efeitos de uma doença oral que poderia ter sido prevenida ou tratada numa fase anterior são mais elevados.

A magnitude da perda de produtividade e os seus efeitos na sociedade são consideráveis. A dificuldade de obter cuidados dentários a nível local leva à perda de trabalho por parte dos prestadores de cuidados, que muitas vezes têm de percorrer grandes distâncias para tratar os seus filhos. Muitas vezes, os prestadores de cuidados que perdem tempo de trabalho são os membros da sociedade que menos o podem suportar. No entanto, os estudos revelaram que as comunidades que procuraram coordenar os cuidados com as agências locais e as escolas de medicina dentária ou as clínicas dentárias hospitalares tinham menos barreiras ao acesso ao tratamento dentário para as populações que recebem cuidados especiais.

Estes estudos revelaram igualmente que as crianças e os adultos com necessidades especiais destas comunidades apresentavam um melhor padrão de assiduidade do que a população média.[61]

A qualidade de vida relacionada com a saúde oral dos pacientes submetidos a procedimentos de tratamento especiais é resumida a seguir

Downer MC et al (1997)[62] realizaram um estudo para obter valores preliminares de utilidade do estado de saúde para o pré-cancro oral e para o cancro oral nos estádios 1 e 2 (ou superior), para utilização num estudo que envolvia a medição da qualidade de vida. Concluíram que os valores de utilidade desejados podem servir como uma fonte de dados satisfatória e adequada para incorporação em medições de anos de vida ajustados pela qualidade numa determinação de possíveis ganhos em termos de saúde resultantes do rastreio do cancro e pré-cancro orais.

Cibrika RM et al (1997)[63] realizaram um estudo para avaliar os sentimentos subjectivos dos doentes sobre

a) conforto b) função c) estética d) discurso e) autoimagem e f) saúde dentária geral com a sua prótese completa existente e após a terapia com implantes e a reabilitação protética, utilizando dois questionários de qualidade de vida relacionados com a saúde. Concluíram que foram demonstradas diferenças significativas em termos de conforto, função, discurso, estética, autoimagem e saúde dentária quando foram consideradas as próteses completas convencionais e a terapia com implantes dentários. Os dados de QVRS forneceram provas científicas de uma melhor qualidade de vida após a terapia com implantes dentários.

Hatch JP et al (1998)[64] realizaram um ensaio aleatório controlado para comparar os efeitos da fixação rígida e da fixação com fio na qualidade de vida relacionada com a saúde após o avanço mandibular cirúrgico em pacientes com más oclusões de classe II, utilizando o perfil de impacto da doença e o questionário do estado de saúde oral. Concluíram que os pacientes de cirurgia ortognática apresentam uma melhoria progressiva e estatisticamente significativa na qualidade de vida relacionada com a saúde numa grande variedade de domínios funcionais, independentemente do método de fixação utilizado.

Kuboki T et al (1999)[65] efectuaram um estudo para comparar a QdV entre pacientes com prótese de implante, prótese parcial removível e sem restauração com edentulismo mandibular unilateral do tipo extensão distal. Concluíram que, em pacientes edêntulos com extensão distal mandibular unilateral, os níveis de QdV relacionados com a condição oral para as próteses com implantes dentários eram superiores aos dos pacientes com prótese parcial removível ou sem restauração. Os níveis de QV dos pacientes com prótese parcial removível eram quase idênticos aos dos pacientes sem restauração.

Award MA et al (2000)[66] efectuaram um estudo controlado e aleatório para comparar os efeitos de 2 tipos de tratamentos para o edentulismo, dentaduras convencionais mandibulares versus próteses suportadas por 2 implantes, na qualidade de vida relacionada com a saúde, medida com o OHIP. Concluíram que o tratamento com implantes proporciona uma melhoria significativa a curto prazo em relação ao tratamento convencional na qualidade de vida relacionada com a saúde oral.

Yoshida M et al (2002)[67] efectuaram um estudo para classificar a correlação entre a QdV, definida como satisfação geral em idosos portadores de próteses totais. Concluíram que o peso da contribuição da alimentação, comunicação fácil, conforto físico, solidão, trabalho e passatempos, significado, vida social e problemas económicos para a QV, os idosos edêntulos que estão bem satisfeitos com a sua vida diária também estão bem satisfeitos com as suas próteses completas.

Hegarty AM et al (2002)[68] efectuaram um estudo para avaliar o desempenho de medidas de resultados centradas no doente no contexto da medicina oral em doentes com líquen plano oral (OLP) utilizando o OHIP-14 e o OHQOL-UK©. Concluíram que tanto o OHQOL-UK© como o OHIP-14, medidas de resultados centradas no doente, têm um bom desempenho em doentes com líquen plano oral, demonstrando validade e fiabilidade. Isto implica que as medidas de resultados centradas no doente podem ser utilizadas tanto na medicina oral como na cirurgia oral e maxilofacial para avaliar as necessidades e opiniões dos doentes.

Peek CW et al (2002)[69] efectuaram um estudo para descrever padrões longitudinais de dificuldade de mastigação e para identificar preditores do início da dificuldade de mastigação. Concluíram que a doença oral auto-relatada e os danos nos tecidos e a dor de dentes eram fortes factores de previsão do declínio da capacidade de mastigação. Além disso, as mulheres foram identificadas como um grupo de alto risco para a dificuldade de mastigação incidente. Recomendaram ainda investigação futura para elaborar as vias através das quais estes factores afectam a função oral.

Allen PF e Locker D (2002)[70] efectuaram um estudo para desenvolver uma versão abreviada do perfil de impacto na saúde oral (OHIP) adequada para utilização em pacientes edêntulos e para avaliar as suas propriedades de medição. Concluíram que a versão abreviada modificada do OHIP derivada deste estudo tem propriedades de medição comparáveis às da versão completa de quarenta e nove itens. Esta versão abreviada modificada pode ser mais apropriada para utilização em pacientes edêntulos do que a atual versão abreviada (OHIP-14).

Sandberg GE e Wikblad KF (2003)[71] realizaram um estudo para identificar factores na saúde oral e também relacionados com a diabetes e com a componente socioeconómica que pudessem estar associados à qualidade de vida relacionada com a saúde (QVRS) dos indivíduos. Os resultados mostraram que a diabetes desempenhava um papel importante nos domínios do funcionamento físico, funcionamento do papel - físico, saúde geral e funcionamento social. A idade foi importante para a funcionalidade física e a funcionalidade física. Concluíram que diferentes factores podem estar associados a uma QVRS prejudicada, especialmente entre os indivíduos diabéticos de tipo dois, embora só tenha sido possível demonstrar uma compreensão parcial da sua relação com a saúde oral.

McGrath C et al (2003)[72] realizaram um estudo para avaliar a perceção dos pacientes sobre as alterações na qualidade de vida após a cirurgia dos terceiros molares durante um período de estudo de seis meses, numa tentativa de responder à seguinte questão: a cirurgia dos terceiros molares pode melhorar a qualidade de vida? Para além disso, pretendem determinar as variações nas alterações da QVRSB após a cirurgia entre os pacientes com terceiros molares previamente assintomáticos e sintomáticos. Concluíram que a cirurgia dos terceiros molares está associada a uma melhoria da qualidade de vida a longo prazo, mas a uma deterioração da qualidade de vida a curto prazo (pós-operatório imediato). Este facto tem implicações para a compreensão do valor da cirurgia dos terceiros molares na perspetiva dos pacientes e na avaliação dos ganhos em saúde.

McGrath C et al (2003)[73] efectuaram um estudo para avaliar a sensibilidade de 2 medidas de resultados centradas no doente à aplicação tópica de um corticosteroide (betametasona) no tratamento do líquen plano oral (LPO) utilizando o OHQoL- UK© e o OHIP-14. Concluíram que tanto o OHQoL- UK como o OHIP-14, medidas de resultados centradas no paciente, são sensíveis aos efeitos clínicos da betametasona tópica no tratamento do LPO, e recomendaram estudos mais alargados de outras doenças da mucosa oral mediadas imunologicamente para estabelecer o papel exato das medidas de resultados centradas no paciente na avaliação da eficácia dos cuidados de saúde oral relevantes.

Heydecke G et al (2003)[74] efectuaram um estudo para comparar a qualidade de vida geral e relacionada com a saúde oral entre idosos (com idades compreendidas entre os 65 e os 75 anos) que receberam sobredentaduras de implantes mandibulares ou próteses convencionais. Concluíram que as sobredentaduras mandibulares retidas por dois implantes proporcionam aos pacientes idosos uma melhor QVRS. A QV relacionada com a saúde geral também melhorou no grupo dos implantes.

McGrath C et al (2003)[75] realizaram um estudo para descobrir a validade da escala de saúde geral, ou seja, SF-36, e duas que eram específicas para a saúde oral na medição da QV, ou seja, OHIP-14 e OHQOL-UK©, após cirurgia oral. Concluíram que havia diferenças significativas nas pontuações do SF-36, OHIP-14 e OHQOL UK durante o período pós-operatório imediato em comparação com o pré-operatório, quando os sintomas pós-operatórios eram prevalentes. Na consulta de revisão, as pontuações do OHIP-14 e do OHQOL-UK foram associadas aos resultados clínicos. As medidas foram válidas e sensíveis em relação à cirurgia oral. No entanto, as medidas específicas para a saúde oral foram mais perspicazes do que a escala geral.

McGrath C et al (2003)[76] realizaram um estudo para avaliar o impacto da saúde oral na qualidade de vida dos pacientes que aguardam a cirurgia dos terceiros molares, para medir as percepções dos pacientes sobre as alterações na sua qualidade de vida no período pós-operatório imediato durante sete dias e para identificar os factores associados às alterações na qualidade de vida. Concluíram que houve uma deterioração significativa da qualidade de vida relacionada com a saúde oral no pós-operatório imediato após a cirurgia dos terceiros molares, particularmente durante os 1st cinco dias. Este facto foi associado aos achados clínicos pós-operatórios e tem implicações para os pacientes que decidem sobre a cirurgia dos terceiros molares e para o consentimento informado.

Awad MA et al (2003)[77] efectuaram um ensaio clínico aleatório para comparar a eficácia relativa das sobredentaduras mandibulares retidas por apenas dois implantes e uma barra de fixação com as próteses convencionais. Concluíram que os pacientes que usaram próteses sobredentárias mandibulares suportadas por dois implantes osteo-integrados com uma barra de fixação registaram uma satisfação geral, facilidade de mastigação, estabilidade e conforto significativamente maiores com a sua prótese do que os pacientes com próteses convencionais. Para além disso, a terapia com implantes proporcionou uma melhoria significativa no caso da mastigação de alimentos com diferentes texturas.

Llewellyn CD e Warnakulasuriya S (2003)[78] efectuaram um estudo para testar se os pacientes que frequentam um ambulatório de medicina oral teriam uma pior QVRSB e para explorar a relação entre o diagnóstico clínico, a QVRSB e a ansiedade/depressão. Concluíram que a avaliação de rotina da QVRSB, centrada no paciente, proporciona uma dimensão adicional que pode ajudar a melhorar a consciencialização do impacto da doença na vida do indivíduo e a melhorar o processo de tomada de decisões clínicas.

Gary D (2004)[79] avaliou o impacto da dor e do inchaço associados aos terceiros molares na qualidade de vida dos pacientes antes da cirurgia e concluiu que existe um impacto adverso na qualidade de vida de um em cada oito pacientes que procuram a cirurgia dos terceiros molares, e que a probabilidade de ocorrência aumenta três vezes para os pacientes que sofreram dor/inchaço em comparação com os que eram assintomáticos.

Shugars DA (2006)[80] avaliou a qualidade de vida relacionada com a saúde oral antes e depois da cirurgia dos terceiros molares, utilizando dois instrumentos para medir os resultados da qualidade de vida, o Oral Health Impact Profile (OHIP-14), mais global, e o instrumento Health-Related Quality of Life (HRQOL), específico para cada condição. Entre os pacientes do estudo, a maioria era do sexo feminino, tinha menos de vinte e cinco anos de idade e era caucasiana. A maioria (72%) tinha osso removido de ambos os terceiros molares inferiores. Poucos pacientes (apenas 10%) apresentaram atraso na cicatrização clínica. A prevalência de todos os itens do OHIP-14, ou seja, a percentagem de doentes que referiram os itens "com bastante frequência" ou "muito frequentemente", aumentou desde a fase pré-cirúrgica na DSP 1 e diminuiu nas DSP 7 e 14. As pontuações de Gravidade do OHIP-14, a soma das respostas do OHIP-14, seguiram o mesmo padrão que as pontuações de Prevalência. As pontuações de gravidade do OHIP-14 na DSP 1 eram 27 (QI 16, 34), diminuindo para 8 (QI 3, 13) na DSP 7 e 1 (QI 0, 5) na DSP 14. A recuperação dos resultados abordados por ambos os instrumentos seguiu um padrão e um curso temporal semelhantes. No entanto, cada instrumento também avaliou resultados distintamente diferentes, acrescentando informações que não poderiam ser obtidas apenas por um instrumento.

Bekes K et al (2009)[81] avaliaram a qualidade de vida relacionada com a saúde oral em pacientes que procuram cuidados para a hipersensibilidade dentinária utilizando a forma alemã do Oral Health Impact Profile (OHIP-G) antes do tratamento. As pontuações médias do resumo do OHIP indicaram que os pacientes com dentes hipersensíveis relataram uma OHRQOL consideravelmente mais prejudicada (aproximadamente 22 unidades OHIP) do que os indivíduos da população em geral. O presente estudo sugere que a condição oral dos dentes hipersensíveis está significativamente associada a uma pior QVRSB.

Esperao PT et al (2010)[82] avaliaram a qualidade de vida relacionada com a saúde oral em pacientes de cirurgia ortognática. O impacto da fase de tratamento na qualidade de vida relacionada com a saúde oral foi avaliado com o perfil de impacto na saúde oral (OHIP-14) e mostrou que, em comparação com os pacientes na fase pós-cirúrgica, aqueles que necessitavam de tratamento cirúrgico ortognático, mas ainda não o tinham iniciado, e aqueles que estavam na fase pré-cirúrgica do tratamento tinham 6,48 e 3,14 vezes mais probabilidade, respetivamente, de sentir um impacto negativo da sua condição oral.

Zanatta FB et al (2012)[83] estudaram a associação entre sangramento gengival e aumento gengival e a qualidade de vida relacionada com a saúde oral (OHRQOL) de indivíduos sob tratamento ortodôntico fixo e mostraram que o aumento gengival anterior parece influenciar a OHRQOL em indivíduos que recebem tratamento ortodôntico.

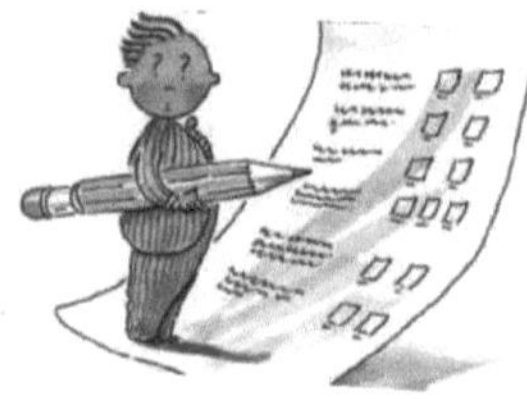

10. AVALIAÇÃO DA OHRQOL:

Atualmente, os investigadores reconhecem a importância da QVRSB e começaram e continuam a criar instrumentos de medição. Fundamentalmente, existem três categorias de medidas de QVRSB, como indicado por Slade. São elas os indicadores sociais, as auto-avaliações globais da QVRSB e os questionários de múltiplos itens da QVRSB. Resumidamente, os indicadores sociais são utilizados para avaliar o efeito das condições orais a nível comunitário. Normalmente, são realizados grandes inquéritos à população para exprimir o peso das doenças orais, o que não é um indicador adequado para quem não trabalha.

As auto-avaliações globais da OHRQOL, também conhecidas como avaliações de um único item, referem-se à colocação de uma questão geral aos indivíduos sobre a sua saúde oral. As opções de resposta a esta pergunta global podem estar num formato categórico ou de escala visual analógica (EVA). Por exemplo, uma pergunta global que pergunte: "Como avalia a sua saúde oral atualmente?" pode ter respostas categóricas que variam entre "Excelente" e "Má" ou respostas VAS numa escala de 100 mm.

Os questionários de itens múltiplos são o método mais utilizado para avaliar a QVRSB. Os investigadores desenvolveram instrumentos de qualidade de vida específicos para a saúde oral e o seu número continua a aumentar rapidamente para satisfazer a procura de medidas mais específicas. Além disso, estas medidas podem ser classificadas em instrumentos genéricos que medem a saúde oral em geral e instrumentos específicos. Estes últimos podem ser especializados para medir dimensões específicas da saúde oral, como a ansiedade dentária, ou doenças como o cancro da cabeça e do pescoço ou a deformidade dento-facial, ou para avaliar populações específicas, como as crianças.

Além disso, os instrumentos OHRQOL variam muito em termos do número de perguntas (itens) e do formato das perguntas e respostas. [2]

A definição de trabalho tem implicações para a forma como a OHRQOL e os quatro grupos de factores, tais como os factores funcionais, psicológicos, sociais e a experiência da dor/desconforto, podem ser medidos e incluídos na prática clínica e na investigação. Parece importante salientar que os quatro grupos de factores e o sentimento resultante de OHRQOL são uma função da pessoa (P), da situação (S) e da interação entre a pessoa e a situação (PxS), tal como se depreende da seguinte equação:

$$OHRQOL = f(P+S+(PXS))$$

Os antecedentes e a educação cultural de uma pessoa; as experiências actuais e passadas com doenças orais ou cuidados de saúde; os estados de espírito actuais, como a depressão ou a felicidade; bem como as esperanças para o futuro, determinarão a sua resposta às situações.

Uma avaliação da QVRSB de uma pessoa é suscetível de considerar diferentes situações que se relacionam com os quatro grupos de factores acima referidos.[3]

Os instrumentos OHRQOL para fins descritivos podem ser classificados em dois: instrumentos OHRQOL para adultos e para crianças.

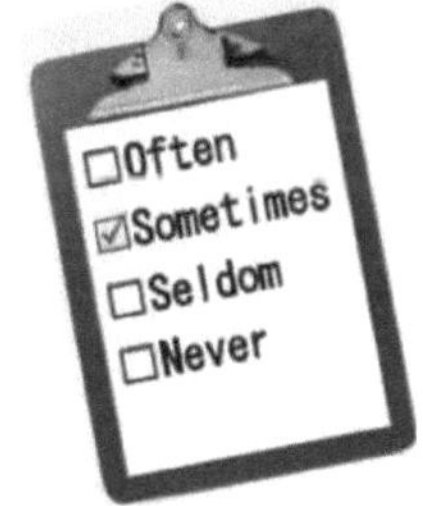

Fig: 10.1

a. ADULTOS

Os instrumentos seguintes são os mais utilizados pelos adultos para avaliar a QVRSB.

Instrumentos de medição do estado de saúde específico da boca

Name of the tool	Author & Year
1) Social Impacts of Dental Disease	Cushing et al,1986
2) General Oral Health Assessment Index	Atchison and Dolan, 1980
3) Dental Impact Profile	Strauss and Hunt,1993
4) Oral Health Impact Profile	Slade and Spencer,1994
5) Subjective Oral Health Status Indicators	Locker and Miller, 1994
6) Dental Impact on Daily Living	Leao and Sheiham, 1996
7) Oral Impacts on Daily Performances	Adulyanon and Sheiham, 1997
8) OH-QOL UK	McGrath and Bedi, 2000

1) Impactos sociais da doença dentária

A medida dos Impactos Sociais da Doença Dentária (SIDD), desenvolvida no início da década de 1980, foi um dos primeiros indicadores sócio-dentários. Foi uma resposta à insatisfação com as medidas convencionais de saúde que não incorporavam a avaliação dos impactos da doença, da incapacidade e dos serviços de saúde no bem-estar das pessoas.

O SIDD foi desenvolvido como um componente de um modelo sócio-dentário muito mais amplo de doença dentária e comportamento de saúde, de modo a que tanto os aspectos clínicos como os sócio-psicológicos pudessem ser considerados num quadro integrado. O modelo parte do princípio de que o estado atual da saúde oral de um indivíduo e as suas necessidades de tratamento são influenciados por uma interação de três "dimensões" de factores contextuais e comportamentais, nomeadamente as dimensões de vulnerabilidade, motivacional e preventiva. Neste sentido, o modelo é semelhante às classes de variáveis - predisponentes, motivacionais, de "bloqueio" e condicionantes - do modelo interaccional desenvolvido por Antonovsky e Kats. A vulnerabilidade está relacionada com variáveis antecedentes ou condicionantes, por exemplo, o contexto socioeconómico, a história e as experiências dentárias, as circunstâncias actuais em casa e no trabalho, o acesso a serviços dentários. Representa o grau em que as experiências de vida das pessoas aumentaram a probabilidade de uma saúde dentária adversa e abrange a variável predisponente de Antonovsky e Kats. A dimensão motivacional está relacionada com as crenças, atitudes, preocupações e expectativas sobre a saúde dentária e a dimensão preventiva com as práticas dentárias actuais, predominantemente medidas de autocuidado adoptadas para manter e promover a saúde dentária ou para prevenir ou adiar a perda de dentes. O modelo define o estado de saúde dentária em termos sócio-dentários; os indicadores clínicos são em grande parte determinados pela vulnerabilidade, enquanto os elementos sociais estão mais diretamente ligados ao grau de impacto social e psicológico decorrente das doenças dentárias. As medidas de impacto dentário utilizadas representaram uma primeira tentativa de incorporar medidas de impacto nas medidas de saúde oral. A partir de entrevistas qualitativas, foi desenvolvida uma medida do impacto social e psicológico das doenças dentárias com base em cinco categorias de impacto:

restrições alimentares, restrições de comunicação, dor, desconforto e insatisfação estética.

A dor e o desconforto foram distinguidos como sendo diferentes uns dos outros. A pontuação de cada indivíduo foi construída a partir das respostas às perguntas relativas a essas cinco categorias. A pontuação total do impacto é obtida através da adição do número de categorias. É atribuída uma pontuação de um à categoria de impacto se tiver sido dada uma resposta positiva a qualquer uma das perguntas da categoria. Foram utilizadas duas pontuações de impacto total, uma incluindo (pontuação total 0-5) e outra excluindo o desconforto (pontuação total 0-4) para ver a diferença se este problema relativamente comum fosse excluído. Os sintomas de mau gosto e mau hálito, embora relativamente prevalentes, foram excluídos da pontuação total de impacto porque tinham várias causas e não estavam necessariamente ligados a problemas dentários. Não foi feita qualquer tentativa de medir a gravidade de um impacto. Por conseguinte, o SIDD deve ser considerado como um indicador básico do impacto.

Os Impactos Sociais da Doença Dentária (SIDD)*

Impact Category	Items†
Functional Eating	□ difficulty chewing □ difficulty biting hard □ difficulty taking a big bite □ having to change types of food eaten
Social Interaction Communication	□ difficulty or restriction talking □ difficulty or restriction smiling □ difficulty or restriction laughing □ difficulty or restriction kissing
Comfort and Well-being 1. Pain 2. Discomfort	□ toothache or pain currently or in previous 12 months □ sensitivity to cold □ food packing □ denture discomfort currently or in previous 12 months
Self-Image Aesthetics	□ dissatisfaction with teeth in relation to other features of appearance □ dissatisfaction with appearance of dentures

* É atribuída uma pontuação de 1 à categoria de impacto se tiver sido dada uma resposta positiva a qualquer um dos itens da categoria.

Pontuação total do impacto (0-4) = Soma das categorias alimentação, comunicação, dor e estética

Pontuação de impacto total (0-5, incluindo desconforto) = Soma das categorias alimentação, comunicação, dor, desconforto e estética.

* Exemplos de perguntas utilizadas são:

Há algum tipo de alimento que tenha dificuldade em mastigar? Em caso afirmativo, que alimentos?

Teve de mudar o tipo de alimentos que come por causa dos seus dentes ou próteses?

Sente dores nos dentes ou nas gengivas atualmente ou nos últimos 12 meses?

Em caso afirmativo, este problema interferiu com alguma coisa que normalmente faz, como trabalhar, comer normalmente, dormir ou sair?

Diria que tenta evitar mostrar demasiado os seus dentes quando fala, sorri ou se ri? [84]

2) Índice de avaliação da saúde oral geral

O Índice de Avaliação da Saúde Oral Geral (GOHAI) mede os problemas funcionais orais comunicados pelos pacientes de uma forma simples de administrar. Foi também concebido para estimar o grau de impacto psicossocial associado às doenças orais e está a ser testado como uma medida de resultados para avaliar a eficácia do tratamento dentário.

A medida, baseada numa definição de saúde oral centrada no paciente para adultos mais velhos, inclui itens relativos à ausência de dor e de infeção e à capacidade do paciente para continuar a desempenhar os seus papéis sociais desejados. Esta definição de saúde centrada no paciente diverge das medidas epidemiológicas de saúde centradas na doença (presença ou ausência de doença) tradicionalmente utilizadas em medicina dentária.

O desenvolvimento do instrumento baseou-se em trabalhos anteriores de medição do estado de saúde, fundamentados em revisões da literatura sobre o impacto da saúde e da doença oral e em questionários existentes sobre o estado funcional oral, satisfação do paciente, sintomas orais e medidas de autoestima e socialização.

Os itens foram selecionados para refletir os problemas que afectam as pessoas em três dimensões: 1) função física, incluindo alimentação, fala e deglutição; 2) função psicossocial, incluindo preocupação com a saúde oral, insatisfação com a aparência, autoconsciência em relação à saúde oral e evitar contactos sociais devido a problemas orais; e 3) dor ou desconforto, incluindo a utilização de medicação para aliviar a dor ou o desconforto da boca.

O instrumento original de pré-teste continha trinta e seis itens. As respostas aos trinta e seis itens originais foram avaliadas para a seleção do instrumento final. O instrumento final, com doze itens, foi escolhido para representar três dimensões hipotéticas. Foi escolhida uma escala de Likert de seis pontos (sempre [5], muito frequentemente [4], frequentemente [3], às vezes [2], raramente [1] ou nunca [0]) para o instrumento

How often did you limit the kinds or amounts of food you eat because of problems with your teeth or dentures?
How often did you have trouble biting or chewing any kinds of food, such as firm meat or apples?
How often were you able to swallow comfortably?
How often have your teeth or dentures prevented you from speaking the way you wanted?
How often were you able to eat anything without feeling discomfort?
How often did you limit contacts with people because of the condition of your teeth or dentures?
How often were you pleased or happy with the looks of your teeth and gums, or dentures?
How often did you use medication to relieve pain or discomfort from around your mouth?
How often were you worried or concerned about the problems with your teeth, gums or dentures?
How often did you feel nervous or self-conscious because of problems with your teeth, gums or dentures?
How often did you feel uncomfortable eating in front of people because of problems with your teeth or dentures?
How often were your teeth or gums sensitive to hot, cold or sweets?

Índice geral de avaliação da saúde oral

Pontuação alternativa utilizada em estudos com o GOHAI

	Always	Very Often	Often	some times	Seldom	Never
Original metric	5	4	3	2	1	0
Rescoring (5categories)	5	4.5	4	3	2	1
Rescoring (3categories)	3	3	3	2	2	1

A pontuação GOHAI é determinada pela soma da pontuação final de cada um dos doze itens. As pontuações GOHAI variam de 0 a 60.[85]

Atchison KA e Dolan TA (1990)[86] realizaram um estudo para descrever os fundamentos e o desenvolvimento do GOHAI, uma medida auto-relatada concebida para avaliar os problemas de saúde oral dos adultos mais velhos. Concluíram que ter menos dentes, usar uma prótese removível e perceber a necessidade de tratamento dentário estavam significativamente relacionados com uma pior pontuação no GOHAI. Os inquiridos brancos, com um bom nível de educação e com um rendimento anual mais elevado tinham maior probabilidade de ter uma pontuação GOHAI elevada, indicando menos problemas dentários. Recomendaram ainda aplicações adicionais do GOHAI para avaliar a validade e fiabilidade do instrumento e para estabelecer normas populacionais de saúde oral em populações de adultos mais velhos, tal como medido pelo GOHAI.

Dolan TA (1997)[87] realizou um estudo para avaliar a sensibilidade do GOHAI ao tratamento dentário utilizando dados de um projeto comunitário de promoção da saúde oral. Concluiu que o GOHAI é sensível à prestação de cuidados dentários, embora seja necessária investigação adicional para compreender o impacto de vários serviços dentários nos itens individuais do GOHAI, bem como na pontuação global do índice.

Kressin N et al (1997)[88] realizaram um estudo para examinar os factores associados às pontuações no GOHAI em duas amostras de adultos mais velhos e examinar como o impacto auto-percebido da doença oral, medido pelo GOHAI, varia de acordo com as caraterísticas socioeconómicas e de saúde da amostra. Sugeriram também a continuação da utilização do GOHAI como indicador do impacto das condições orais no funcionamento e bem-estar numa variedade de amostras.

Dolan TA et al (1998)[8] realizaram um estudo para descrever a natureza, a magnitude e a direção das alterações na saúde oral, medidas pela classificação global, com o objetivo de compreender melhor as percepções de saúde oral dos adultos mais velhos ao longo do tempo. Concluíram que a classificação global variava ao longo do tempo e que as alterações eram consistentes com as medidas pelo GOHAI e pela necessidade de tratamento auto-relatada. Recomendaram ainda que a questão de saber se a mudança na saúde oral medida pela classificação global é clinicamente significativa e quais as condições dentárias específicas responsáveis por essas mudanças continuam a ser tópicos importantes para investigação futura. No entanto, as alterações que ocorrem nas classificações de saúde oral a nível individual são muito mais pronunciadas do que a distribuição das classificações globais em cada momento sugeriria.

Atchison KA et al (1998)[90] realizaram um estudo para investigar a validade do índice de avaliação da saúde oral geral (GOHAI), uma medida de saúde oral auto-reportada, quando utilizado numa amostra de adultos de todas as idades, hispânicos e afro-americanos. Concluíram que o GOHAI é válido quando utilizado em amostras mais jovens e etnicamente diversas. Os resultados também sublinharam que a saúde oral é distinta da saúde geral e que a utilização de medidas genéricas de saúde auto-relatadas pode não ter em conta aspectos importantes da saúde oral que são acessíveis aos profissionais de saúde dentária.

Mascarenhans KA (1999)[91] realizou um estudo para avaliar a capacidade do GOHAI na avaliação das diferenças entre os indivíduos que procuram ativamente cuidados dentários e os que não procuram cuidados dentários. Concluiu-se que as medidas de saúde oral auto-avaliadas pelo GOHAI eram mais elevadas para os indivíduos que não procuravam cuidados dentários do que para os que procuravam ativamente cuidados dentários. O GOHAI é sensível como medida de resultado na diferenciação entre indivíduos que procuram ativamente cuidados e aqueles que não procuram cuidados.

Calabrese JM et al (1999)[92] realizaram um estudo, i) para descrever em pormenor as caraterísticas sociodemográficas, as condições clínicas orais e o impacto auto-avaliado das suas condições orais na vida quotidiana de uma amostra de idosos que não podem sair de casa. ii) para examinar a utilidade de um instrumento OHRQOL, o GOHAI, na identificação de pessoas que necessitam de tratamento dentário nesta população bem caracterizada iii) para examinar o que acontece quando o GOHAI é administrado por um profissional de saúde não dentário em comparação com a administração por um dentista. Concluíram que, embora 76% se considerassem com uma saúde oral boa a excelente, 80% dos pacientes não tinham consultado um dentista nos últimos dois anos e 80% necessitavam de cuidados dentários de rotina. As pontuações do GOHAI estavam em boa concordância com o profissional de saúde não dentária e o dentista. No entanto, dada a elevada prevalência de necessidade de cuidados, o GOHAI parece ter menos valor do que um exame para identificar as pessoas que necessitam de cuidados dentários nesta população.

Locker D et al (2001)[93] efectuaram um estudo para comparar o desempenho do GOHAI e do OHIP-14 como medidas da QVRSB dos idosos comprometidos. Concluíram que ambas as medidas discriminavam entre indivíduos dentados com e sem uma ou mais próteses, com ou sem problemas de mastigação e com ou sem boca seca. Ambas também mostraram associações significativas com a autoavaliação da saúde oral e a satisfação com o estado de saúde oral. A associação tendeu a ser mais forte entre as pontuações do GOHAI e estas variáveis. As medidas foram igualmente boas na previsão do bem-estar psicológico geral e da satisfação com a vida. Embora o GOHAI tenha identificado mais impactos funcionais e psicossociais orais do que o OHIP-14, nenhum foi marcadamente superior ao outro quando usado como medidas discriminatórias. No entanto, a elevada prevalência de sujeitos com pontuações nulas pode comprometer a capacidade do OHIP-14 para detetar alterações dentro do sujeito.

Locker D et al (2002)[94] realizaram um estudo para avaliar a QVRSB de uma população de indivíduos medicamente comprometidos, a maioria dos quais vivia num centro de cuidados de longa duração, utilizando 2 indicadores de saúde oral de item único e dois índices de saúde oral, nomeadamente o GOHAI e o OHIP-14. Concluíram que as doenças orais têm um efeito significativo no bem-estar e na satisfação com a vida dos indivíduos do estudo, apesar de se caracterizarem por elevadas taxas de doenças físicas e mentais crónicas e incapacidades físicas. Consequentemente, o acesso a cuidados de saúde oral adequados é suscetível de melhorar a qualidade de vida global. Os dados também sugerem que instrumentos como o GOHAI e o OHIP-14 estão a medir aspectos da vida que estes indivíduos consideram importantes.

Wong MCM et al (2002)[95] realizaram um estudo para traduzir a versão original inglesa do GOHAI para uma versão chinesa, para validar o instrumento traduzido para os idosos de Hong Kong e para investigar os possíveis factores que podem influenciar a pontuação do GOHAI. Concluíram que o GOHAI traduzido demonstrou fiabilidade e validade aceitáveis e que poderia ser utilizado como um instrumento valioso para medir a OHRQOL dos idosos chineses de Hong Kong. Recomendaram ainda a fiabilidade e a validade da versão chinesa traduzida em estudos que exijam que os sujeitos preencham o questionário sozinhos.

Recomendaram também que se explorasse a sensibilidade do GOHAI traduzido às alterações do estado de saúde oral e a utilização do GOHAI como instrumento para avaliar os resultados do tratamento na população chinesa.

3) Perfil de impacto dentário

Este instrumento foi desenvolvido para responder a uma pergunta: "qual é a importância dos dentes e da boca na vida das pessoas?" Se os dentes e a boca são vistos como factores importantes na vida, será que os diferentes grupos populacionais têm crenças diferentes a este respeito? Além disso, qual é a relação, caso exista, entre a cultura, a etnia e a perceção do valor e dos impactos das estruturas orais?

Geralmente, as medidas de impacto da doença não procuram determinar de que forma a função saudável do corpo ou de partes do corpo pode afetar a vida do inquirido; no entanto, o Dental Impact Profile procura fazer isso em relação à boca. Coloca a seguinte questão: como é que os dentes naturais ou as próteses afectam positiva e negativamente as funções sociais, psicológicas e biológicas e a qualidade de vida?

Vinte e cinco itens do Dental Impact Profile (DIP) foram colocados em ordem não aparente e foram oferecidas aos inquiridos três opções de resposta ordinais (bom efeito, mau efeito, nenhum efeito) a uma pergunta sobre se os dentes ou as próteses tiveram um efeito em vários aspectos da vida. A resposta "bom efeito" foi considerada como a mais aceitável socialmente e existe a possibilidade de uma tendência de resposta no sentido positivo. Embora as categorias de resposta "bom efeito" e "mau efeito" tenham significado independentemente, podem ser combinadas na estimativa do impacto dentário. O impacto dentário é registado para um item se se considerar que os dentes têm um efeito nesse aspeto da vida, quer esse efeito seja positivo ou negativo. As respostas "sem efeito" são consideradas como uma indicação de ausência de impacto dentário.

Perfil do impacto dentário

DO YOU THINK YOUR TEETH OR DENTURES HAVE A
GOOD (POSITIVE) EFFECT, A BAD (NEGATIVE) EFFECT
OR NO EFFECT ON YOUR: _______________________

1. Good Effect

Response codes:

2. Bad Effect
3. No Effect

1. feeling comfortable _______
2. having confidence around others _______
3. eating _______
4. tasting _______
5. living a long life _______
6. chewing and biting _______
7. appearance to other people (how you look to others) _______
8. moods _______
9. kissing _______
10. general health _______
11. attendance at activities _______
12. success at work _______
13. appetite _______
14. smiling and laughing _______
15. having sex appeal _______
16. facial appearance (how your face looks to you) _______
17. social life _______
18. enjoyment of eating _______
19. speech _______
20. breath _______
21. foods you chose to eat _______
22. enjoyment of life _______
23. romantic relationships _______
24. general happiness _______
25. weight _______

O refinamento da escala psicométrica foi efectuado em colaboração com a socióloga Cheryl A. Segrist, Ph D. Este trabalho procurou definir subescalas utilizando dados-piloto dos sítios baseados na comunidade. Foram efectuadas análises factoriais e foram definidas quatro subescalas. As quatro subescalas e os itens componentes foram os seguintes 1. Subescala de alimentação: Comer, mastigar e morder, prazer de comer, escolha de alimentos, degustação 2. Subescala Saúde/Bem-estar: Sentir-se confortável, Desfrutar da vida, Felicidade geral, Saúde geral, Apetite, Peso, Viver uma vida longa 3. Subescala de relações sociais: Aparência facial para outras pessoas, Aparência facial (para si próprio), Sorriso e gargalhada, Humor, Fala, Hálito, Confiança junto dos outros, Participação em actividades, Sucesso no trabalho 4. Subescala Romance: Vida social, Relações românticas, Ter sex appeal, Beijar, Podem ser calculadas as pontuações de quatro subescalas e uma pontuação total do perfil de impacto dentário. Embora tenham sido definidas subescalas, a maior parte da utilização deste instrumento tem-se baseado nas pontuações totais e não nas subescalas.

As pontuações expressas em percentagem podem ser calculadas para cada uma das quatro subescalas e para o Dental Impact Profile completo. As pontuações de impacto são calculadas como a proporção de respostas positivas e negativas entre todos os itens respondidos na escala ou subescala. Pode ser calculada a percentagem de efeitos positivos ou negativos separados.[96]

4) Perfil do impacto na saúde oral

O Oral Health Impact Profile (OHIP) foi desenvolvido com o objetivo de fornecer uma medida abrangente da disfunção, desconforto e incapacidade auto-relatados, atribuídos às condições orais. Estes impactos destinavam-se a complementar os indicadores epidemiológicos orais tradicionais de doença clínica, fornecendo assim informações sobre o "peso da doença" nas populações e a eficácia dos serviços de saúde na redução desse peso da doença.

O OHIP preocupa-se com a incapacidade e com as três dimensões do estado funcional (social, psicológica e física), que representam quatro das sete dimensões da qualidade de vida propostas por Patrick e Bergner. 2 Por conseguinte, exclui as percepções de satisfação com a saúde oral, as alterações na saúde oral, o prognóstico ou os diagnósticos auto-relatados. Além disso, o OHIP visa captar os impactos relacionados com as condições orais em geral, em vez dos impactos que podem ser atribuídos a doenças ou síndromes orais específicas. Todos os impactos no OHIP são conceptualizados como resultados adversos, pelo que o instrumento não mede quaisquer aspectos positivos da saúde oral.

O modelo de saúde oral de Locker foi utilizado para definir sete dimensões conceptuais de impacto: limitação funcional (por exemplo, dificuldade em mastigar), dor física (por exemplo, sensibilidade dos dentes), desconforto psicológico (por exemplo, autoconsciência), incapacidade física (por exemplo, alterações na dieta), incapacidade psicológica (por exemplo, capacidade reduzida de concentração), incapacidade social (por exemplo, evitar a interação social) e deficiência (por exemplo, ser incapaz de trabalhar produtivamente). Este modelo baseia-se na sétima classificação da Organização Mundial de Saúde, na qual os impactos da doença são categorizados numa hierarquia que vai desde os sintomas internos, aparentemente primários para o indivíduo (representados na dimensão da limitação funcional), até às deficiências que afectam os papéis sociais, como o trabalho.

O questionário OHIP consiste em quarenta e nove afirmações que foram reformuladas sob a forma de perguntas. Pede-se aos inquiridos que indiquem, numa escala de Likert de cinco pontos, a frequência com que tiveram cada problema num período de referência, por exemplo, doze meses. As categorias de resposta para a escala de cinco pontos são: "Muito frequentemente", "Bastante frequentemente", "Ocasionalmente", "Quase nunca" e "Nunca". Também pode ser oferecida aos inquiridos uma opção "não sabe" para cada pergunta. Para três perguntas que se referem a problemas relacionados com próteses (números 17, 18 e 30), é fornecida uma opção de resposta para os não utilizadores de próteses, indicando que estas perguntas não se aplicam a eles.

As respostas são codificadas como 0 (nunca ou não se aplica), 1 (quase nunca), 2 (ocasionalmente), 3 (com alguma frequência) ou 4 (muito frequentemente). As respostas "Não sei" e as entradas em branco são registadas como valores em falta, que subsequentemente são recodificados com o valor médio de todas as respostas válidas à pergunta correspondente. No entanto, se mais de nove respostas forem deixadas em branco ou assinaladas como "não sei", o questionário é rejeitado. Durante o processamento dos dados, as respostas codificadas são multiplicadas pelo peso correspondente a cada pergunta (Tabela Capítulo 9.2) e os produtos são somados dentro de cada dimensão para obter sete pontuações de subescala, cada uma com um intervalo potencial de zero (nenhum impacto) a 40 (todos os impactos reportados "muito frequentemente").[97]

1.   Tem dificuldade em mastigar algum alimento devido a problemas com os seus dentes, boca ou próteses?

2.   Tem tido dificuldade em pronunciar algumas palavras devido a problemas com os seus dentes, boca ou próteses?

3.   Reparou num dente que não parece bem?

4.   Sentiu que a sua aparência foi afetada devido a problemas com os seus dentes, boca ou próteses?

5.   Já sentiu que o seu hálito ficou pesado devido a problemas com os seus dentes, boca ou próteses?

6.   Sentiu que o seu sentido do paladar piorou devido a problemas com os seus dentes, boca ou próteses?

7.   Já teve comida presa nos seus dentes ou dentaduras?

8.   Sentiu que a sua digestão piorou devido a problemas com os seus dentes, boca ou próteses?

9.   Tem tido dores dolorosas na boca?

10.   Já teve um maxilar dorido?

11.   Tem tido dores de cabeça devido a problemas com os seus dentes, boca ou próteses?

12.   Já teve dentes sensíveis, por exemplo, devido a alimentos ou bebidas quentes ou frias?

13.   Já teve dores de dentes?

14.   Tem as gengivas doridas?

15.   Sente-se desconfortável ao comer algum alimento devido a problemas com os seus dentes, boca ou próteses?

16.   Já teve pontos dolorosos na sua boca?

17.   Tem sentido que as suas próteses não se têm ajustado corretamente?

18.   Já teve dentaduras incómodas?

19.   Tem andado preocupado com problemas dentários?

20.   Já se sentiu inseguro por causa dos seus dentes, boca ou próteses?

21.   Os problemas dentários fizeram-no sentir miserável?

22.   Já se sentiu desconfortável com a aparência dos seus dentes, boca ou próteses?

23.   Já se sentiu tenso devido a problemas com os seus dentes, boca ou próteses?

24.   A sua fala tem sido pouco clara devido a problemas com os seus dentes, boca ou próteses?

25.   As pessoas não compreenderam algumas das suas palavras devido a problemas com os seus dentes, boca ou próteses?

26.   Tem sentido que a sua comida tem menos sabor devido a problemas com os seus dentes, boca ou próteses?

27.   Não consegue escovar corretamente os dentes devido a problemas nos dentes, na boca ou nas próteses?

28.   Teve de evitar comer alguns alimentos devido a problemas com os seus dentes, boca ou próteses?

29.   A sua alimentação tem sido insatisfatória devido a problemas com os seus dentes, boca ou próteses?

30.   Não conseguiu comer com as suas próteses devido a problemas com as mesmas?

31.   Tem evitado sorrir devido a problemas com os seus dentes, boca ou próteses?

32.   Já teve de interromper refeições devido a problemas com os seus dentes, boca ou próteses?

33.   O seu sono tem sido interrompido devido a problemas com os seus dentes, boca ou próteses?

34.   Ficou perturbado devido a problemas com os seus dentes, boca ou próteses?

35.   Tem dificuldade em relaxar devido a problemas com os seus dentes, boca ou próteses?

36.   Já se sentiu deprimido devido a problemas com os seus dentes, boca ou próteses?

37.   A sua concentração foi afetada devido a problemas com os seus dentes, boca ou próteses?

38.   Já se sentiu um pouco embaraçado devido a problemas com os seus dentes, boca ou próteses?

39. Tem evitado sair de casa devido a problemas com os seus dentes, boca ou próteses?

40. Tem sido menos tolerante com o seu parceiro ou família devido a problemas com os seus dentes, boca ou próteses?

41. Tem tido dificuldade em relacionar-se com outras pessoas devido a problemas com os seus dentes, boca ou próteses?

42. Tem andado um pouco irritado com outras pessoas devido a problemas com os seus dentes, boca ou próteses?

43. Tem tido dificuldade em fazer o seu trabalho habitual devido a problemas com os seus dentes, boca ou próteses?

44. Sentiu que o seu estado de saúde geral piorou devido a problemas com os seus dentes, boca ou próteses?

45. Sofreu algum prejuízo financeiro devido a problemas com os seus dentes, boca ou próteses?

46. Não consegue desfrutar tanto da companhia de outras pessoas devido a problemas com os seus dentes, boca ou próteses?

47. Sentiu que a vida em geral era menos satisfatória devido a problemas com os seus dentes, boca ou próteses?

48. Ficou totalmente incapaz de funcionar devido a problemas com os seus dentes, boca ou próteses?

49. Não conseguiu trabalhar na sua plena capacidade

Locker D. e Jokovic A (1996)[98] realizaram um estudo para avaliar a capacidade de uma série de indicadores subjectivos do estado de saúde oral para identificar idosos residentes na comunidade que necessitam de tratamento dentário, utilizando um índice de impacto psicossocial de 15 itens e um perfil de impacto na saúde oral (OHIP) de 49 itens. Concluíram que, embora as medidas não tenham tido um bom desempenho como testes de rastreio, identificaram um subgrupo de indivíduos cujas condições clínicas tinham um impacto significativo na vida quotidiana e que provavelmente beneficiariam mais com o tratamento dentário. A este respeito, as medidas subjectivas aqui avaliadas podem ser interpretadas como indicações de necessidade que complementam as medidas clínicas convencionais de necessidades de cuidados dentários.

Slade GD et al (1996)[99] efectuaram um estudo para descrever os padrões de mudança no impacto relatado das condições orais entre pessoas da comunidade, residentes com mais de 60 anos no Sul da Austrália. Concluíram que os impactos relativos à alimentação e à dor oral estavam sujeitos à maior quantidade de mudanças. Os resultados também demonstraram que muitos adultos mais velhos experimentam impactos a curto prazo das condições orais durante períodos mais longos de estabilidade temporal na perceção do impacto da saúde oral. Embora seja claro que muitas pessoas relatam mudanças transitórias nos impactos, também parece avaliar um padrão consistente de mudança ao fazer várias medições de impacto.

Slade GD (1997)[100] realizou um estudo para derivar um subconjunto de itens do perfil de impacto da saúde oral (OHIP-49) - um questionário de 49 itens que mede as percepções das pessoas sobre o impacto das condições orais no seu bem-estar. Concluiu que as pontuações sumárias baseadas no OHIP-14 apresentavam o mesmo padrão de variação entre grupos sócio-demográficos que foi observado utilizando o OHIP-49, e tanto o OHIP-14 como o OHIP-49 resultaram em modelos multivariados semelhantes que relacionam o estado oral e as variáveis sócio-demográficas com o impacto social. O OHIP-14 contém perguntas que mantêm as dimensões conceptuais originais contidas no OHIP e essas perguntas têm uma boa distribuição de prevalência, sugerindo que o instrumento deve ser útil para quantificar os níveis de impacto no bem-estar em contextos onde apenas um número limitado de perguntas pode ser administrado.

Allen PF e Locker D (1997)[101] efectuaram um estudo para determinar se os pesos dos itens contribuíam ou não para o desempenho do OHIP, uma medida abrangente dos resultados funcionais, sociais e psicológicos das perturbações orais. Concluíram que, embora os dados sugerissem que os pesos dos itens melhoravam o desempenho do OHIP, o facto de os métodos de pontuação simples serem tão bons como os mais sofisticados pode significar que o OHIP pode ser utilizado em contextos, como a avaliação de pacientes para cuidados clínicos, em que o cálculo de pontuações ponderadas não é viável. O OHIP pode então ser útil para a avaliação clínica dos pacientes, para além dos seus inquéritos à população e ensaios clínicos.

Slade GD (1998)[102] efectuou um estudo para examinar as questões metodológicas que surgem na avaliação longitudinal da mudança na OHRQOL. Concluiu que as medidas de OHRQOL captam tanto a melhoria como a deterioração do estado de saúde, criando novas complexidades para concetualizar e analisar a mudança em estudos longitudinais. Uma vez que as medidas de qualidade de vida são propensas a variações dentro do sujeito e a erros de medição, as comparações de pontuações quantitativas entre subgrupos podem também ser mascaradas por efeitos de regressão à medida.

Allen PF e McMillan AS (1999)[103] realizaram um estudo para avaliar o impacto da perda dentária em utilizadores de próteses completas utilizando o OHIP e para comparar a validade das versões de 49 e 14 itens do OHIP numa população de utilizadores de próteses. Concluíram que os indivíduos do grupo de implantes estavam significativamente mais afectados, incapacitados e deficientes devido à perda dentária do que os indivíduos que usavam próteses convencionais. Os resultados também sugeriram que o OHIP-49 e o OHIP-

14 tinham uma capacidade semelhante para discriminar entre os grupos. Isto indica que o OHIP-14 pode ser uma ajuda útil num contexto clínico.

Allen PF et al (1999)[104] efectuaram um estudo para comparar a validade do OHIP com uma medida genérica de qualidade de vida relacionada com a saúde, o SF-36, na avaliação da quantidade de vida relacionada com a saúde oral. Concluíram que o OHIP apresenta boas propriedades de validade discriminante e de construção. Uma vez que é específico para a saúde oral, será mais útil para medir os resultados das doenças orais do que as medidas genéricas como o SF-36. Esta conclusão será relevante quando se considerar a utilização de medidas de qualidade de vida relacionadas com a saúde para direcionar recursos e medir o resultado da intervenção clínica.

Allen PF et al (2001)[105] efectuaram um estudo para avaliar a sensibilidade à mudança de uma medida específica do estado de saúde oral, o perfil de impacto na saúde oral (OHIP). Concluíram que o OHIP parece ser sensível a alterações nos contextos clínicos. As explicações das razões subjacentes a esta mudança requerem uma avaliação mais aprofundada, uma vez que os tamanhos dos efeitos indicam a dimensão e a direção da mudança. A capacidade de reação do OHIP não foi melhorada com a utilização de pesos.

Kressin NR et al (2001)[106] realizaram um estudo para examinar a associação da afetividade negativa com o OHRQO. Concluíram que a adição de afetividade negativa explicava mais variância nas subescalas GOHAI e OHIP, mais subjectivas e psicologicamente orientadas, do que nas subescalas mais objectivas e orientadas para a função física. Concluíram também que os factores psicossociais, como a personalidade, estão significativamente associados às avaliações da qualidade de vida. Estas associações devem ser tidas em conta quando as medidas de OHRQOL são utilizadas na interpretação.

Wong MCM et al (2002)[107] efectuaram um estudo para traduzir a versão original em inglês do OHIP para uma versão chinesa, para validar o instrumento traduzido para utilização entre os idosos de Hong Kong e para obter uma forma curta chinesa do OHIP. Concluíram que a versão chinesa traduzida do OHIP demonstrou boa validade e fiabilidade. Está disponível para ser utilizada por investigadores em estudos sobre a qualidade de vida relacionada com a saúde oral em populações idosas chinesas. Em situações em que é desejável uma forma curta chinesa do OHIP, existem agora duas versões chinesas validadas para os investigadores escolherem.

5) Indicadores subjectivos do estado de saúde oral

Esta bateria de indicadores foi desenvolvida no Canadá para descrever os resultados funcionais, sociais e psicológicos das doenças e condições orais. Destinava-se a ser utilizada em inquéritos sobre saúde oral de adultos mais velhos, a fim de complementar as medidas clínicas habitualmente utilizadas nesses inquéritos. Posteriormente, os indicadores, ou versões abreviadas dos mesmos, foram utilizados em estudos de populações adolescentes e adultas, tanto a nível local como provincial no Canadá e a nível local no Reino Unido. Estes indicadores subjectivos do estado de saúde oral foram baseados num modelo de doença e suas consequências derivado da Classificação Internacional de Deficiências, Incapacidades e Desvantagens da OMS e reflectem os componentes-chave desse modelo. Este modelo reconhece a natureza multidimensional da saúde oral e liga os conceitos e as medidas deles derivadas de uma forma linear que passa de um nível de análise biofísico para um nível sociomédico e, por fim, social. A este respeito, os indicadores facilitam a exploração das ligações entre as doenças orais e os seus resultados em termos de saúde e bem-estar.

Os indicadores incluem: um índice de seis itens sobre a capacidade de mastigação, um índice de três itens sobre a capacidade de falar claramente, um índice de nove itens sobre sintomas de dor oral e facial e um índice de dez itens sobre outros sintomas orais. A escala do impacto social e psicológico dos distúrbios orais é avaliada por quatro subescalas: uma subescala de três itens relativa a problemas com a alimentação, uma subescala de quatro itens relativa a problemas de comunicação/relações sociais, uma subescala de seis itens relativa a outras limitações nas actividades diárias e uma subescala de dois itens relativa a preocupações e inquietação com a saúde oral.

Index/scale	Items
1. Ability to chew	Are you usually able to: chew a piece of fresh carrot? chew boiled vegetables? chew fresh lettuce salad? chew firm meat such as steaks or chops? bite off and chew a piece of whole fresh apple? chew hamburger? *Response format: Yes/No*
2. Ability to speak	Thinking about problems with your teeth or mouth... do you ever have difficulty pronouncing any words? do you ever have difficulty speaking clearly? do you ever have difficulty making yourself understood? *Response format: Yes/No*
3. Oral and facial pain symptoms	In the last four weeks, have you had the following problems? toothache pain in teeth with hot/cold foods or fluids pain in teeth with sweet foods pain in jaw joint when opening mouth wide pain in face in front of ear burning sensation in tongue or other parts of mouth shooting pains in face or cheeks pain or discomfort from denture *Response format: Yes/No*
4. Other oral symptoms	In the last four weeks have you had the following problems? mouth ulcers cold sores bleeding gums bad breath dryness of mouth unpleasant taste changes in ability to taste clicking/grating noise in jaw joint difficulty opening mouth wide *Response format: Yes/No*
5. Eating impact scale	Thinking about your dental health over the last year, how often: have you been prevented from eating foods you would like to eat? have you found your enjoyment of food is less than it used to be? did it take you longer to finish a meal than other people? *Response format: all the time (5), very often (4), fairly often (3),*

	sometimes (2), never (1)
7. Activities of daily living impact scale	During the past year, how often have pain, discomfort, or other problems with your teeth, mouth or dentures caused you to: have difficulty sleeping? stay home more than usual? stay in bed more than usual? take time off work? be unable to do household chores? avoid your usual leisure activities? *Response format: all the time (5), very often (4), fairly often (3),* *sometimes (2), never (1)*
8. Worry/concern impact scale	During the past year, how often have you worried about: the appearance of your teeth or mouth? the health of your teeth or mouth? *Response format: all the time (5), very often (4), fairly often (3),* *sometimes (2), never (1)*

Pontuação:
1. Contar o número de respostas "não".
2-4. Contar o número de respostas "sim".
7-8. Contar o número de respostas "sempre", "muitas vezes", "com alguma frequência", "às vezes", ou a soma dos códigos de resposta.[108]

6) Impacto dentário no desempenho diário

O Dental Impact on Daily Living (DIDL) é uma medida sócio-dentária que avalia cinco dimensões da qualidade de vida. São elas: Conforto, relacionado com queixas como sangramento gengival e empachamento de alimentos; Aparência, que consiste na autoimagem; Dor; Desempenho, a capacidade de realizar actividades diárias e de interagir com as pessoas; e Restrição alimentar, relacionada com dificuldades em morder e mastigar. A medida é constituída por um questionário de 36 itens, que avalia o impacto oral na vida quotidiana, e por uma escala, que é uma representação gráfica de um método desenvolvido por Leao para avaliar a importância que os inquiridos atribuem às diferentes dimensões envolvidas.

Os objectivos do DIDL consistem em obter dimensões de pontuação e também em gerar uma pontuação total única para todas as dimensões envolvidas. Além disso, o DIDL é suficientemente flexível para ser orientado para a análise de itens individuais, dimensões ou pontuação total.

Os itens do instrumento evoluíram a partir de entrevistas abertas, revisão da literatura e itens do "Impacto social da doença dentária". Depois de efetuar a correlação inter-itens e a correlação total dos itens, o número de itens foi reduzido para 36. Além disso, em resultado da análise fatorial, foi acrescentada uma quinta dimensão às quatro anteriores: Restrição Alimentar.

Os itens foram somados numa pontuação para cada dimensão. Para calcular a pontuação, as respostas codificadas em cada dimensão foram somadas e divididas pelo número de itens, resultando na pontuação da dimensão (por exemplo, Aparência tem quatro perguntas. A pontuação para esta dimensão seria a soma das respostas codificadas para todas as quatro perguntas dividida por quatro). Os impactos foram codificados como '+1' para impactos positivos, 0 para impactos não totalmente negativos e '-1' para impactos negativos.

Para construir uma pontuação final, as perguntas de cada categoria são somadas e divididas pelo número de itens, obtendo-se uma pontuação para cada dimensão. Antes de adicionar as diferentes dimensões, estas recebem o respetivo peso atribuído na escala; caso contrário, assumir-se-ia que eram igualmente importantes. Em seguida, as cinco dimensões são finalmente adicionadas para obter uma pontuação final.

Pontuação total = (Pontuação da aparência x Peso da aparência) + (Pontuação da dor x Peso da dor) + (Pontuação do conforto x Peso do conforto) + (Pontuação do desempenho x Peso do desempenho) + (Pontuação da restrição alimentar x Peso da restrição alimentar).

Os inquiridos foram arbitrariamente agrupados, de acordo com as suas pontuações totais, em satisfeitos (de 7 a 10), relativamente satisfeitos (de 6,9 a 0) e insatisfeitos (os que obtiveram pontuações inferiores a 0).

Impacto dentário no desempenho diário

Dimension	Satisfied	Relatively Satisfied	Unsatisfied
Appearance			
Comfort			
Pain			
Performance			
Eating restriction			
Total score			

Satisfeito: pontuações de 7 a 10
Relativamente satisfeito: pontuações de 6,9 a 0
Insatisfeito: pontuações de menos de 0 a -10 [109]

7) Impactos orais nos desempenhos diários

O Oral Impacts on Daily Performances (OIDP) tem como objetivo fornecer um indicador sociodental alternativo que se concentra na medição dos impactos orais graves na capacidade da pessoa para realizar actividades diárias. A abordagem deverá apresentar vantagens, não só em termos de ser mais fácil medir os impactos comportamentais nos desempenhos do que as dimensões do estado de espírito, mas também por ser breve. Este objetivo será alcançado através da medição das consequências graves dos resultados.

Foi modificada a partir da Classificação Internacional de Deficiências, Incapacidades e Desvantagens da Organização Mundial de Saúde (OMS), alterada para a medicina dentária por Locker. A principal modificação foi o facto de terem sido estabelecidos diferentes níveis de variáveis de consequência. O primeiro nível refere-se ao estado oral, incluindo as deficiências orais, que a maioria dos índices clínicos tenta medir. O segundo nível, "os impactos intermédios", inclui os possíveis impactos negativos mais precoces causados pelo estado de saúde oral: dor, desconforto ou limitação funcional. A insatisfação com a aparência foi acrescentada a este nível, uma vez que os estudos indicaram que se trata de uma dimensão importante dos resultados da saúde oral. Além disso, a limitação funcional pode causar dor, desconforto ou insatisfação com a aparência e vice-versa. O terceiro nível ou "impactos finais" representa os impactos na capacidade de realizar actividades diárias, que consistem em desempenhos físicos, psicológicos e sociais. Qualquer uma das dimensões do segundo nível pode ter impacto na capacidade de desempenho. Este terceiro nível é equivalente às dimensões da incapacidade e da desvantagem no modelo da OMS.

O OIDP é composto por oito espectáculos diários

a. Comer e apreciar a comida
b. Falar e pronunciar com clareza
c. Limpeza dos dentes
d. Dormir e relaxar
e. Sorrir, rir e mostrar os dentes sem embaraço
f. Manter o estado emocional habitual sem estar irritado
g. Desempenho de uma função profissional ou social importante
h. Desfrutar do contacto com as pessoas

Pede-se ao inquirido que descreva a frequência do impacto de acordo com o padrão de ocorrência. A diretriz básica para os casos de fronteira na diferenciação entre o padrão "regular" e o padrão "periódico" é que o padrão periódico é utilizado para os casos em que a frequência dos impactos é inferior a uma vez por mês. Por exemplo, uma pessoa que tenha sofrido duas vezes impactos na alimentação durante os últimos seis meses, num total de cinco dias, deve receber uma pontuação de dois de acordo com uma base periódica/espontânea, em vez de uma pontuação de um de acordo com uma base regular/periódica.

Critérios de pontuação da frequência dos desempenhos afectados nos últimos seis meses

Frequency (for people affected on a regular or periodic basis)	Duration (for people affected for a period/spell)	Score
Never affected in past 6 months	0 days	0
Less than once a month	Up to 5 days in total	1
Once or twice a month	Up to 15 days in total	2
Once or twice a week	Up to 30 days in total	3
3-4 times a week	Up to 3 months in total	4
Every or nearly every day	Over 3 months in total	5

A perceção da gravidade dos impactos no OIDP foi obtida pedindo aos inquiridos que classificassem a pontuação, de 0 a 5, como uma indicação do grau de perturbação da sua vida quotidiana. Cinco representa "muito grave" e 0 representa "nenhum". Não foram permitidas respostas fraccionadas, como 2,5.

A pontuação que representa o impacto total em cada desempenho foi calculada multiplicando a frequência pela pontuação da gravidade. A pontuação total é a soma de todas as pontuações de desempenho de um indivíduo. Em seguida, a soma foi dividida pela pontuação máxima possível (8 desempenhos x 5 pontuações de frequência x 5 pontuações de gravidade = 200) e multiplicada por 100 para obter uma pontuação percentual.[110]

Adulyanon S et al (1996)[111] realizaram um estudo para medir a incidência dos impactos orais nos desempenhos diários e as caraterísticas relacionadas com os mesmos numa população com poucas doenças dentárias. Concluíram que a dor e o desconforto eram principalmente percebidos como a causa dos impactos (40%) em quase todos os desempenhos, exceto no sorriso. A dor de dentes foi a principal condição oral causadora (32,7%) de quase todos os aspectos do desempenho. Concluiu-se também que esta população com baixo índice de cárie tem uma elevada incidência de impactos orais, tal como a população industrializada com elevado índice de doença dentária. A frequência e a gravidade apresentaram um efeito paradoxal em diferentes desempenhos e devem ser ambas tidas em conta para a estimativa global dos impactos.

Tsakos G et al (2001)[112] efectuaram um estudo para examinar se existem diferenças culturais significativas na qualidade de vida relacionada com a saúde oral e na perceção das necessidades de tratamento entre pessoas idosas com um estado clínico oral semelhante que vivem na Grécia e na Grã-Bretanha. Os resultados indicaram uma influência cultural independente na perceção dos impactos orais em pessoas idosas. Os resultados deste estudo sugerem que a taxa de impactos orais seria quantitativamente mais forte na avaliação das necessidades de saúde oral na Grécia do que na Grã-Bretanha. A nível político, as diferenças de perceção do estado da saúde oral entre os países da União Europeia indicam que o planeamento dos serviços de saúde oral não deve ser efectuado a nível europeu centralizado, mas mais a nível regional ou local.

Sheiham A et al (2001)[113] realizaram um estudo para avaliar a prevalência de impactos relacionados com a saúde oral e os efeitos que tinham na qualidade de vida diária e, em particular, na alimentação, numa população britânica com 65 anos ou mais, tendo os dados sido recolhidos com base no indicador modificado de impactos orais no desempenho diário (OIDP). Concluíram que o estado oral das pessoas idosas afecta com bastante frequência a qualidade de vida das pessoas idosas afecta com bastante frequência a qualidade de vida das pessoas idosas e, em particular, a capacidade de comer vários tipos de alimentos comuns.

Melas F et al (2001)[114] realizaram um estudo de coorte para investigar se os pacientes com próteses sobre implantes estabilizadas demonstrariam menos impacto na vida diária, teriam menos dificuldade na mastigação de diferentes tipos de alimentos e estariam, em geral, mais satisfeitos do que os pacientes com próteses completas convencionais, utilizando um questionário que incluía o indicador socio-dentário OIDP. Concluíram que os pacientes com próteses sobre implantes estabilizadas estavam mais satisfeitos com o conforto das suas próteses, podiam comer uma maior variedade de alimentos com menos dificuldade e sentiam menos impacto na vida diária do que os pacientes com próteses completas convencionais e, por conseguinte, os resultados apoiaram a necessidade de considerar próteses sobre implantes estabilizadas no tratamento de pacientes edêntulos.

Robinson PG et al (2001)[115] realizaram um estudo para avaliar as taxas de preenchimento e a validade concomitante do OIDP e do OHIP-14, tanto no formato de questionário como de entrevista, num estudo transversal, social e clínico. Concluíram que as propriedades psicométricas do OHIP-14 e do OIDP não estavam relacionadas com o método de administração. No entanto, a utilização do OIDP neste formato de questionário pode resultar na perda de dados, particularmente de pessoas que não são de raça branca inglesa. O desenvolvimento de um formato de questionário bem sucedido do OIDP facilitaria muito a sua utilização na investigação e avaliação de base populacional. O número de impactos para ambas as medidas e as pontuações totais de impacto para o OHIP-14 não pareceram ser afectados pelo formato do instrumento.

Masalu J.R.e Astrom AN (2003)[116] realizaram um estudo para examinar a aplicabilidade de uma versão abreviada do inventário do impacto oral do desempenho quotidiano (OIDP) a adultos tanzanianos que frequentam a universidade de Dares Salaam. Concluíram que a escala de frequência do OIDP parece ter propriedades psicométricas aceitáveis no contexto de um inquérito por questionário descritivo entre estudantes universitários tanzanianos. Foi capaz de distinguir, de forma bastante fiável, entre indivíduos com e sem distúrbios orais clinicamente definidos. As associações significativas encontradas entre os itens do OIDP, por um lado, e um indicador global de saúde oral auto-relatado, por outro, forneceram mais provas da aplicabilidade deste instrumento.

Robinson P.G. et al (2003)[11] realizaram um estudo para avaliar a validade dos impactos orais no desempenho diário (OIDP) e a forma curta do OHIP (OHIP-14) num departamento de cuidados primários de um hospital dentário do Reino Unido. Concluíram que ambos os instrumentos têm alguma validade como medidas da QVRSB entre os pacientes de hospitais dentários. A superioridade da validade facial, de critério e convergente e a maior facilidade de análise do OHIP-14 tornam-no mais adequado para a investigação baseada em questionários e para a comparação de grupos. O método aditivo pode ser utilizado para calcular a pontuação total do OHIP-14.

b. CRIANÇAS

Foram desenvolvidos muitos instrumentos de medição da auto-perceção que incluem aspectos psicológicos e sociais. No entanto, a maioria dos indicadores de saúde bucal foi desenvolvida para adultos e geralmente considera um único distúrbio. Poucos estudos têm sido realizados para verificar o impacto de diferentes lesões dentárias na auto-perceção e na qualidade de vida de crianças e adolescentes, considerando a sua relação com o estilo de vida e o ambiente social

Name of the tool	Author & Year
1) COHIP	Broder et al., 2005.
2) Child-OIDP	Guerunpong et al., 2004
3) COHQOL	Jokovic et al., 2002
4) CPQ11-14	Foster Page et al., 2005
5) ECOHIS	Talekar et al., 2005

1) Perfil do impacto da saúde oral infantil.

Dentre os instrumentos utilizados na Odontologia, o Oral Health Impact Profile (OHIP) é considerado uma ferramenta consistente para identificar as dimensões da QVRSB e é amplamente utilizado em estudos transversais e longitudinais. O questionário OHIP é composto por 49 itens divididos em sete dimensões: limitação funcional, dor física, desconforto psicológico, incapacidade física, incapacidade mental, incapacidade social e desvantagem social. Como o questionário foi desenvolvido para populações adultas, Broder et al desenvolveram uma versão adaptada do OHIP para crianças (Child Oral Health Impact Profile) (COHIP). Este questionário destina-se a pais e filhos e tem perguntas que avaliam tanto os aspectos positivos como os negativos da QVRSB, sendo considerado um avanço na avaliação da qualidade de vida das crianças. O COHIP já tem versões válidas nas línguas espanhola e francesa com bom desempenho e sucesso.

2) Impacto oral no desempenho diário

Outro questionário popular é o Oral Impact on Daily Performance (OIDP), que foi desenvolvido na Tailândia e inclui dimensões físicas, psicológicas e sociais. Este instrumento é composto por oito itens para avaliar o impacto da saúde oral na capacidade do sujeito para realizar actividades diárias. Guerunpong adaptou o OIDP para crianças tailandesas com idades compreendidas entre os 11 e os 12 anos, desenvolvendo o CHILD-OIDP, que demonstrou ser um instrumento válido e fiável.

3) Saúde oral das crianças Qualidade de vida

O COHQOL é um questionário validado para crianças com idades compreendidas entre os seis e os catorze anos e tem como objetivo medir a perceção das crianças sobre a sua própria saúde oral (Child Perception Questionnaire - CPQ) e a perceção dos pais em relação ao impacto causado pelos distúrbios de saúde oral na vida diária das crianças e da família (PPQ).

4) Questionário sobre as percepções das crianças

O Child Perceptions Questionnaire (CPQ 11-14) mede a extensão do impacto da saúde oral na qualidade de vida relatada pelas crianças. É composto por 37 itens distribuídos por 4 domínios: sintomas orais, limitação funcional, bem-estar emocional e bem-estar social. No entanto, para facilitar a sua utilização em estudos de base populacional, foram desenvolvidas algumas versões com apenas 16 e 8 itens.

5) Escala de Impacto da Saúde Oral na Primeira Infância

O ECOHIS inclui itens originalmente do COHQOL que foram testados e considerados importantes na avaliação da qualidade de vida de crianças com idades compreendidas entre os dois e os cinco anos. Este instrumento tem uma escala para as crianças e outra para a família e foi concebido para avaliar tanto o impacto da saúde oral na vida quotidiana das crianças como o impacto do tratamento dentário que as crianças possam ter tido.

O COHIP, CHILD-OIDP, COHQOL, CPQ11-14 e ECOHIS foram desenvolvidos especificamente para crianças porque a perceção de adultos e crianças sobre o impacto da saúde oral na qualidade de vida é diferente. As crianças e os adolescentes têm uma visão peculiar de si próprios e do mundo devido à sua fase de desenvolvimento físico e emocional. No entanto, ao medir a QVRSB da criança, pode ser necessário obter informações dos pais. Uma criança pode não ser capaz de preencher o instrumento OHRQOL e fornecer informações completas, pelo que os pais são incluídos como inquiridos. Mesmo quando as respostas da criança estão disponíveis, a mãe tem uma influência importante nas decisões relativas à saúde da criança.[51]

11. <u>SIGNIFICADO DE OHRQOL</u>:

Gift HC et al (1997)[46] referem que o conceito de QVRSB é importante para a prática clínica da medicina dentária, para a investigação dentária e também para o ensino da medicina dentária.

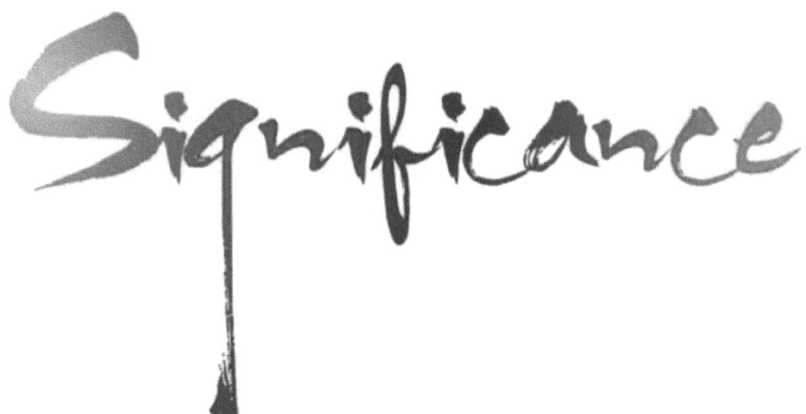

Shamrany M (2006)[2] referiu que tem um papel óbvio na medicina dentária clínica, o que faz com que os médicos reconheçam que não tratam os dentes e as gengivas, mas o corpo humano como um todo. Além disso, os comportamentos relacionados com a saúde oral, como a prática de uma boa higiene oral, a realização de exames regulares e a despesa em cuidados dentários, são motivados pelo conceito de QVRSB. A noção de QVRSB é importante a todos os níveis da investigação dentária. Ao nível da comunidade, o conceito de QVRSB é especialmente vital para promover os cuidados de saúde oral e o acesso aos cuidados dentários. Por exemplo, o índice DMF não é uma ferramenta adequada para a defesa de causas a nível político, porque foi concebido principalmente para quantificar a magnitude da cárie dentária, mas não o impacto dessa magnitude na vida quotidiana e na saúde geral de um indivíduo. Em contraste, os decisores políticos podem apreciar o impacto da cárie dentária quando as pontuações elevadas do CPOD são interpretadas em termos de qualidade de vida prejudicada devido à incapacidade de comer, dormir ou concentrar-se por causa da dor associada. Do mesmo modo, a mesma abordagem é mais útil para educar os indivíduos sobre a sua saúde oral.

Assim, é mais provável que as pessoas se sintam motivadas e tenham um comportamento positivo quando compreendem como as doenças orais afectam a sua saúde geral e a sua qualidade de vida do que simplesmente o efeito dessas doenças nos seus dentes ou gengivas.[43]

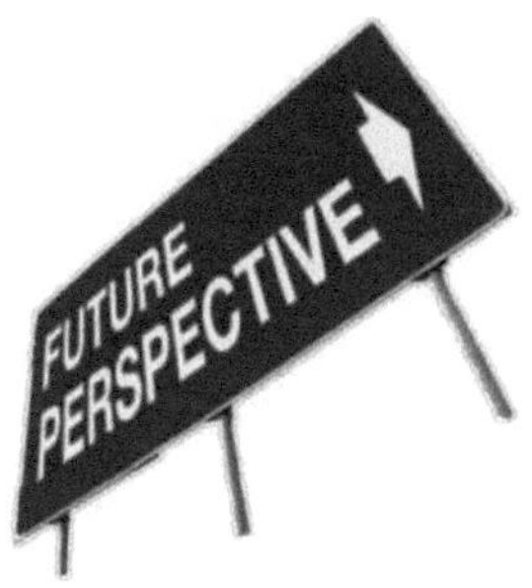

12. PERSPECTIVA FUTURA:

O OHRQOL pode constituir a base para o desenvolvimento de qualquer programa de cuidados de saúde oral.[43]

Gift HC et al (1997)[46] referem que a perceção da qualidade de vida tem uma componente subjectiva e, por conseguinte, varia de uma cultura para outra.

No entanto, o pequeno número de artigos publicados neste domínio indica que esta área da saúde não tem recebido atenção suficiente, particularmente nesta parte do mundo. [43]

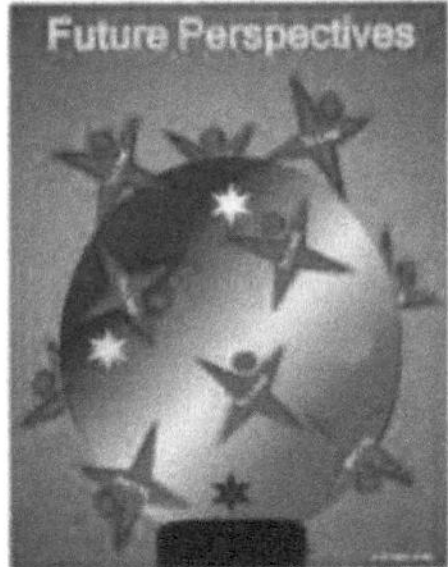

Fig: 11.1

No Relatório sobre a Saúde Oral no Mundo (2003)[118] , a OMS referiu o impacto da saúde oral na qualidade de vida como um elemento importante do Programa Mundial de Saúde Oral.

Por conseguinte, é necessária investigação ao nível concetual em países onde a OHRQOL não foi previamente descrita, como a Índia. Trata-se de um passo necessário porque a adaptação de modelos desenvolvidos e validados noutras culturas pode conduzir a uma medição incorrecta da OHRQOL e pode não abordar as questões importantes relativas à cultura indiana. [43]

13. REVISÃO DA LITERATURA:

a. Introdução ao OHRQOL

Davis P (1976)4 , numa importante declaração teórica, argumentou que o impacto das doenças dentárias e orais na vida quotidiana é mínimo. Estas doenças não constituem uma ameaça à vida e não dão origem às alterações de comportamento observadas em relação a perturbações mais graves. Esta conceção do impacto das doenças orais foi posta em causa por investigações recentes que demonstraram que essas doenças impõem, de facto, um fardo significativo ao indivíduo e à comunidade.

A investigação de **Reisine ST (1984)5** neste domínio mostra que apenas os episódios agudos, as más oclusões e as anomalias dento-faciais receberam alguma atenção no que diz respeito aos seus resultados sociais e psicossociais e mesmo esta investigação é relativamente escassa.

Reisine ST (1984)[6] investigou numa outra pesquisa que a perda de trabalho ocorre como resultado de condições dentárias.

Cushing AM et al (1986)7 descreveram a prevalência de restrições alimentares, dor, desconforto e insatisfação estética causadas por perturbações dentárias.

Locker D e Grushka M (1987)[8] referiram o impacto da dor oral e facial em termos de perda de trabalho, perturbações do sono, hábitos alimentares, repouso na cama, permanência em casa mais do que o habitual e redução dos contactos sociais.

Nikias M (1985)9 afirma que a medição das consequências destas doenças é essencial para uma compreensão científica completa do âmbito dos problemas de saúde oral, para uma tomada de decisão racional no que respeita à afetação dos recursos de cuidados de saúde e para a avaliação dos serviços de saúde dentária. Todas estas discussões sobre índices clínicos e saúde oral recomendam a construção e aplicação de indicadores sócio-dentários.

b. Conceitos de qualidade de vida.

Shin D (1979)[12] referiu que muitos factores influenciam a qualidade de vida, ou seja, o estado físico, espiritual e de saúde, o nível de independência, a relação social com o ambiente e outros. Por outras palavras, a qualidade de vida pode ser definida como a satisfação de uma pessoa com as dimensões da vida atual em comparação com a qualidade de vida pretendida ou ideal.

Fitzpatrick R (1996)[13] referiu que a avaliação da qualidade de vida depende do sistema de valores da pessoa, bem como do ambiente cultural a que pertence, quando descreve o conceito de qualidade de vida, afirmando que este depende de circunstâncias externas.

Juniper EF et al (2005)[14] referiu que os indicadores objectivos existem na sociedade e podem ser monitorizados e avaliados pela sua quantidade e taxa de frequência. Por outro lado, os indicadores subjectivos existem na consciência de um indivíduo e só podem ser identificados a partir das respostas da pessoa a questões importantes para ela. Um inquérito global sobre a qualidade de vida deve incluir os dois tipos de indicadores.

c. Impacto das condições médicas na QVRSB

Locker D e Miller Y (1994)[16] , Slade GD e Spencer AJ (1994)[17] , Murray H et al (1996)[18] , Hagen KB et al (1997)[19] referiram que se sabe que a dor orofacial influencia significativamente a QVRSB e a QV geral.

Riedinger MS et al (2001)[20] sugeriram que os pacientes com doença cardíaca aguda têm uma saúde oral pior do que os controlos saudáveis. Contudo, uma vez que a doença cardíaca está frequentemente associada a um elevado grau de comorbilidade, outros factores podem contribuir para uma redução da saúde oral.
Ostuni E (1994)[21] referiu que as deficiências motoras e sensoriais orais resultam numa diminuição da função dos lábios e da língua. Estes défices prejudicam as funções orais, nomeadamente falar, comer e beber, o que acaba por interferir com a interação social e tem um impacto negativo na QVRSB.

Kamen S (1997)[22] mencionou que a redução da capacidade sensorial e motora conduz a uma pior higiene dentária.

Michishige F et al (1999)[23] relataram que a paralisia, limitada a um lado do corpo, pode dificultar a escovagem eficaz dos dentes, seguida de um aumento da acumulação de placa bacteriana e de microrganismos orais.

Wright JM (19 84)[24] referiu que os diuréticos tiazídicos podem provocar reacções liquenóides, erosões e ulcerações da mucosa bucal.

Slade GD e Spencer AJ (1994)[17] referem que a dor e o desconforto orais associados aos efeitos secundários dos medicamentos anti-hipertensores têm um efeito negativo significativo na QVRSB.

Henson BS et al (2001)[25] referem que os sintomas encontrados na xerostomia têm um grande impacto negativo na QVRSB.

Schelling JL et al (1965)26, Hirsch A et al (2000)[27] referem que as funções do olfato e do paladar parecem ser negativamente afectadas nos doentes diabéticos devido à ocorrência de neuropatia periférica, sendo esta uma complicação comum a longo prazo que está associada a uma pior qualidade de vida. O consequente mau controlo da dieta é ainda mais complicado pela presença de uma alteração na produção e na química salivares em alguns doentes diabéticos.

Henson BS et al (2001)25 referiram que os sintomas relacionados com a xerostomia têm frequentemente um efeito negativo na QVRSB dos doentes com artrite.

d. Impacto das condições dentárias na qualidade de vida

Reisine ST et al (1989)[28] exploraram a viabilidade da utilização de indicadores de QV para avaliar o impacto de condições dentárias comuns mas graves e descreveram as diferenças de impacto entre pacientes com diferentes condições dentárias. Foram avaliadas três dimensões da vida; bem-estar, sintomas e funcionamento social. Os doentes com ATM relataram efeitos em todas as áreas: estavam mais ansiosos, tinham mais sintomas e sentiam limitações em todos os aspectos do perfil de impacto da doença (SIP). Os doentes com próteses dentárias também relataram um impacto significativo no SIP e estes impactos sociais foram o resultado da dor crónica e de outros sintomas que estes doentes experimentam. Estes resultados revelaram um impacto considerável dos estudos sobre as condições dentárias e que os indicadores eram sensíveis às diferenças entre grupos, sendo que a medida mais sensível foi o SIP, um indicador do funcionamento social.

Reisine ST e Weber J (1989)[29] investigaram os indicadores do conceito multidimensional de QV baseado em sintomas, percepções e funcionamento social que seriam sensíveis ao impacto da disfunção da ATM na vida dos pacientes. Os pacientes da amostra relataram níveis relativamente elevados de dor aguda e crónica associada a problemas da ATM e foi classificada como sendo bastante grave no questionário de dor McGill (MPQ). A descoberta mais interessante sobre a perceção da dor foi que, embora a intensidade da dor tenha diminuído, os pacientes eram mais capazes de lidar emocionalmente com a dor. Estes resultados relativos aos sintomas dos pacientes com ATM concordam com os de outros investigadores de distúrbios da ATM, na medida em que a maioria dos pacientes apresenta melhorias na perceção da dor ao longo do tempo. Os pacientes da amostra apresentavam classificações relativamente fracas de bem-estar, que não melhoravam ao longo do tempo e eram caracterizados por níveis relativamente elevados de ansiedade traço. Em comparação com outros tipos de pacientes, como os que sofrem de doenças cardíacas e pulmonares crónicas, os participantes no estudo sofreram graves perturbações no funcionamento social.

Helderman VP e Mkasabuni E (1993)30 avaliaram o impacto da fluorose dentária grave na perceção de bem-estar das pessoas e nas suas necessidades de tratamento. Os sentimentos de angústia, preocupação e dificuldade em sorrir devido à fluorose dentária foram expressos por crianças e entre aqueles que apresentavam fluorose mais grave. Os adultos parecem ter menos problemas do que as crianças. A aceitação de uma aparência insatisfatória pode aumentar com a idade. Outra razão para este resultado pode ser o facto de as crianças com idades entre os 13 e os 15 anos, na verdade adolescentes, terem atingido uma fase da vida em que são mais críticas em relação à sua aparência e tentam igualar o seu par favorito, que pode ser originário de outra área e ter dentes bonitos. Houve muitos não respondentes no estudo, o que se deveu provavelmente a sentimentos de embaraço e repressão. Estes resultados indicam que a fluorose dentária grave foi percepcionada como um problema de saúde oral pela comunidade em estudo.

Hunt RJ et al (1995)[31] investigaram as variações no impacto das doenças orais entre adultos idosos negros e adultos idosos brancos residentes na Carolina do Norte, utilizando o questionário OHIP. Nesta avaliação do impacto dos problemas causados pelos dentes, boca ou próteses, os idosos negros dentados relataram níveis de impacto mais elevados do que os idosos brancos. Os impactos eram diversos e incluíam os associados à dor, à incapacidade física, à incapacidade psicológica e à incapacidade social. O pior estado de saúde oral e o acesso mais limitado aos cuidados dentários entre os negros, manifestado por consultas dentárias menos regulares, demonstram como essa desvantagem contribui para os impactos na função e no bem-estar psicossocial entre os adultos dentados.

Coates E et al (1996)32 avaliaram o estado de saúde oral utilizando o DMFT e o CPITN e o impacto social utilizando o questionário OHIP entre os doentes dentários com infeção por VIH, em comparação com os doentes dentários em geral que recebiam cuidados financiados pelo sector público em Adelaide, na Austrália do Sul. A impressão clara é que os pacientes dentários com VIH estão substancialmente em desvantagem no que diz respeito ao impacto social da doença oral, enquanto os índices padrão (DMFT e CPITN) indicam um estado de saúde oral semelhante ou melhor para os pacientes dentários com VIH. A razão para esta última pode dever-se à utilização dos índices CPITN e CPFT, que são menos sensíveis do que alternativas como o DMFS e o attachment los. Além disso, pode ser pouco provável que os índices captem caraterísticas específicas da infeção pelo VIH. Outra limitação foi a falta de calibração do examinador e de exames repetidos para os pacientes dentários em geral. Isto chama a atenção para diferenças fundamentais na orientação da indicação subjectiva do impacto social e da indicação clínica.

Slade GD et al (1996)33 encontraram provas no seu estudo de que as condições orais produziam numerosos impactos no bem-estar dos adultos mais velhos na Austrália, Canadá e EUA. Verificou-se uma variação substancial entre os seis estratos no impacto social das condições orais, e as diferenças persistiram após o ajustamento para as variáveis do estado oral. Para as pessoas dentadas, foi de salientar que a maior diferença nos níveis observados de impacto social ocorreu entre os grupos raciais da Carolina do Norte (NC), com os negros da NC a reportarem o maior número médio de impactos e também para 41 itens individuais do OHIP. Houve associações estatisticamente significativas entre o estado oral e o impacto social, indicando que a perda de dentes, a cárie não tratada, as raízes retidas e as bolsas de PDL contribuíram para níveis mais elevados de impacto social. As consultas dentárias irregulares também foram associadas a níveis mais elevados de impacto social. Estes resultados sugerem que existem factores sociais e culturais que influenciam a saúde oral e o seu impacto social e que estes factores diferem mais entre negros e brancos dentados na Carolina do Norte.

Ghezzi EM e Ship JA (2000)3[4] descreveram as doenças sistémicas mais comuns que causam morbilidade e mortalidade em pessoas com mais de 65 anos: doenças do coração, neoplasias malignas, doenças cerebrovasculares, doença pulmonar obstrutiva crónica, pneumonia, gripe, diabetes mellitus, traumatismo, doença de Alzheimer, doença de rena, septicemia e doenças hepáticas. Concluíram que a compreensão do impacto das doenças sistémicas e do tratamento na saúde oral é imperativa para os dentistas tratarem e gerirem adequadamente os pacientes idosos, melhorando assim a qualidade de vida desta população.

Broder HL et al (2000)[35] neste estudo encontraram um elevado nível de cáries e necessidades de tratamento não satisfeitas e os indivíduos sofreram um impacto físico, social e psicológico considerável associado ao seu mau estado clínico de saúde oral. Apesar de algumas correlações moderadas entre o SF-36 e o OHIP, apenas este último revelou impactos consistentemente mais elevados na QV entre as pessoas com uma extensa experiência de cárie. O OHIP foi bem associado aos resultados do DMFS do que o SF-36 e, por conseguinte, provou ser uma ferramenta de rastreio sensível para identificar pessoas com elevados níveis de impacto auto-percebido devido a condições orais.

Nuttall NM et al (2001)[36] avaliaram a medida global do impacto da saúde oral a nível nacional utilizando o perfil de impacto da saúde oral - 14 (OHIP- 14) no Inquérito sobre a Saúde Dentária dos Adultos, Reino Unido. Os autores referiram que 51% da população do Reino Unido que tinha alguns dentes naturais afirmou que a sua condição oral os tinha afetado ocasionalmente ou mais frequentemente nos 12 meses anteriores. O impacto mais frequente foi a dor, seguida do desconforto psicológico. As pessoas com próteses dentárias eram mais susceptíveis, do que as que tinham apenas dentes naturais, de referir ter problemas em seis das sete dimensões abrangidas pela escala OHIP. A escala utilizada é mais do que uma lista normalizada de perguntas, tem um modelo subjacente que define a forma como a condição das pessoas as pode afetar. Os resultados também sugerem que 1% da população se sente suficientemente mal com a sua condição oral, o que ocasionalmente a faz sentir-se totalmente incapaz de lidar com ela, o que indica o nível de gravidade do impacto que as condições orais podem ter em algumas pessoas. Assim, concluíram que as pessoas podem ser afectadas de diferentes formas pela sua condição oral e que, para algumas, o impacto pode ser suficientemente grave para afetar as suas vidas.

Cortes MIS et al (2002)[37] no seu estudo mostraram que as crianças com dentes fracturados sofreram mais impactos na sua vida diária do que as crianças sem lesão traumática. Mostraram também que a aparência dos dentes fracturados não tratados era o principal fator que afectava os itens do impacto oral no desempenho diário (OIDP): "sorrir, rir e mostrar os dentes sem embaraço e manter o estado emocional habitual sendo irritável". As crianças com dentes fracturados estavam mais preocupadas com a estética do que com a função, como "comer e apreciar a comida". Estes resultados corroboram investigações anteriores sobre o impacto da má oclusão.

Locker D et al (2002)[38] desenvolveu e avaliou a escala de impacto familiar, uma medida do impacto familiar das perturbações orais e orofaciais da criança. A escala foi considerada fiável e as estatísticas de fiabilidade da consistência interna e da fiabilidade do teste-reteste foram ambas excelentes. O coeficiente de correlação intra-classe demonstrou que a escala era reprodutível em grupos. Os dados demonstraram os efeitos generalizados que estas condições podem ter no funcionamento dos pais e cuidadores e da família como um todo. Os dados também indicaram que as condições orais e orofaciais afectam os pais e a família nas actividades, têm impacto nas emoções dos pais e podem resultar em conflitos na família.

Segu M et al (2003)39 avaliaram a qualidade de vida em doentes com perturbações temporomandibulares na Universidade de Pavia (Itália) e concluíram que a comparação com uma população "sem dor" indicava claramente que a dor orofacial e os sintomas associados afectam negativamente a qualidade de vida dos doentes com DTM.

Luo Y et al (2007)40 determinaram as caraterísticas da dor orofacial (DPO), a incapacidade associada e o efeito na qualidade de vida de idosos chineses residentes na comunidade. Participaram 95 pessoas com dor orofacial e 100 pessoas sem dor orofacial. A mediana do número de sintomas de dor por indivíduo foi de 2,0. A dor de dentes foi o sintoma mais comum (58,9%); a dor aguda na face e a sensibilidade muscular foram os menos comuns (6,3%). Mais de metade dos participantes com dor descreveram uma dor moderada a grave. A prevalência de doentes com dor neurológica/vascular (NV), musculoligamentar/tecidos moles (MST) ou dentoalveolar (DA) foi de 35,8%, 33,7% e 30,5%, respetivamente. A OFP crónica era comum (80%) e concluiu-se que 20% dos indivíduos com OFP indicaram que a sua condição interferia com as actividades da vida diária e 9,9% afectaram a capacidade de trabalho. A OFP teve um impacto negativo substancial nas actividades da vida diária, no nível de sofrimento psicológico e na qualidade de vida dos idosos chineses. As condições MST e DA tiveram o maior impacto negativo na qualidade de vida.

Sanders AE (2009)[41] avaliou o impacto da doença oral na qualidade de vida das populações dos EUA e da Austrália. As amostras eram representativas das respectivas populações em termos de caraterísticas demográficas. As populações eram semelhantes nos níveis de retenção dentária. A perceção da necessidade de uma obturação ou extração dentária foi mais elevada nos Estados Unidos (39,1%) do que na Austrália (30,3%). Em ambas as populações, a maioria apresentava dores na boca e evitava determinados alimentos e, além disso, em comparação com a população dos Estados Unidos, a população australiana mostrava dificuldade ou desconforto para comer.

O'Dowd L (2010)42 estudou as experiências dos doentes sobre o impacto da doença periodontal e concluiu que a doença periodontal afecta negativamente a vida dos doentes de várias formas que podem ser mapeadas para o modelo concetual de saúde oral de Locker, incluindo, em particular, a incapacidade, a limitação funcional, o desconforto e a deficiência (deficiência física, psicossocial e social). Alguns destes efeitos negativos são mediados pela perceção do estigma da doença periodontal.

e. Desenvolvimento do OHRQOL

Gift HC e Atchison KA (1995)44 desenvolveram um conceito multidimensional de QVRSB baseado na estrutura do modelo de QVRSB proposto por Patrick e Erickson. De acordo com esse modelo, a QVRSB incorpora a sobrevivência (ausência de cancro oral, presença de dentes); ausência de incapacidade, doença ou sintomas; funcionamento físico adequado associado à mastigação e à deglutição e ausência de desconforto e dor; funcionamento emocional associado ao sorriso; funcionamento social associado a papéis normais; percepções de excelente saúde oral; satisfação com a saúde oral; e ausência de desvantagem social ou cultural devido ao estado oral.

Locker D (1997)45 delineou a passagem de uma abordagem biomédica centrada na doença para uma abordagem biopsicossocial centrada no doente, no domínio dos cuidados de saúde. Defendeu que é útil concetualizar a doença e a saúde não como pontos finais de uma única dimensão, mas antes como "dimensões independentes da experiência humana".

Gift HC et al (1997)46 indicaram que os conceitos de saúde oral e os comportamentos relacionados com a saúde oral referidos na literatura eram consistentes desde meados da década de 1960 até ao início da década de 1990.

f. Definição de OHRQOL

O relatório do Surgeon General (2000)4[7] define a QVRSB como "uma construção multidimensional que reflecte (entre outras coisas) o conforto das pessoas quando comem, dormem e participam em interações sociais; a sua autoestima; e a sua satisfação no que diz respeito à sua saúde oral".
Blalock H (1979)[48] afirmou que estes tipos de definições são mais operacionais, uma vez que é possível ligar a definição a um ou mais indicadores específicos e concretos.

g. Importância da OHRQOL

Gift HC et al (1997)46 referiram que o conceito de QVRSB é significativo para três áreas da saúde dentária em particular; são elas a prática clínica da medicina dentária, a investigação dentária e a educação dentária.

Locker D e Jokovic A (1997)[50] referiram que a maioria dos estudos que avaliam as alterações no estado de saúde oral de indivíduos e populações se basearam em indicadores clínicos de doença; existem relativamente poucos estudos de avaliação da saúde e do bem-estar a partir da perceção do sujeito.

McGrath C et al (2004)5[2] referem que têm sido desenvolvidos vários métodos para minimizar a complexidade e os aspectos sociais e culturais relativos à qualidade de vida, bem como para fornecer índices capazes de captar dados para além do processo biológico e patológico da doença. De um modo geral, a qualidade de vida relacionada com a saúde pode ser determinada por duas abordagens: A primeira inclui um método explicativo interpretativo e qualitativo, e a segunda, que é a abordagem mais comum, é geralmente baseada em questionários que enfatizam a perceção do sujeito sobre a saúde física e psicológica e a capacidade funcional.

Seidl EM e Zannon CM (2004)[53] referem que, em saúde pública, a medição da qualidade de vida é um instrumento útil para planear políticas de bem-estar, uma vez que permite determinar as necessidades da população, a prioridade dos cuidados e a avaliação das estratégias de tratamento adoptadas, ajudando assim no processo de tomada de decisões.

McGrath C et al (2004)[52] referem que, na investigação, estes instrumentos de medição ajudam a avaliar os resultados dos tratamentos ou acções e a desenvolver orientações para uma prática clínica baseada em provas.

h. **Saúde oral e qualidade de vida em idosos e crianças**

Petersen PE e Nortov B (1995)[55] realizaram um estudo prospetivo durante a implementação de serviços dentários gratuitos numa comunidade e demonstraram que, à medida que as visitas ao dentista aumentavam, os cuidados orais dos pacientes melhoravam e estes relatavam uma melhor qualidade de vida ao longo do tempo. Este resultado também é apoiado pela investigação sobre os resultados do tratamento de doentes com problemas de saúde. Os sinais de problemas sistémicos são numerosos na boca. Quando estas doenças são tratadas. A QV muda.

Ghezzi EM e Ship JA (2000)34 afirmaram que a QV dos pacientes com doenças crónicas pode ser melhorada quando as condições orais são tratadas.

Chen M e Hunter P (1996)[57] referem que a CEC é suscetível de afetar a saúde oral futura da criança, conduzir a um aumento da probabilidade de visitas ao serviço de urgência e sobrecarregar as famílias e as crianças, a investigação também demonstra que o estado de saúde oral da criança está intimamente associado à sua QVRS.

Low w et al (1999)[58] refere na sua investigação que a qualidade de vida das crianças com CCE entre os 36 e os 44 meses de idade tem um impacto significativo no bem-estar das crianças.

Chesney MA e Ozer EM (1995)[60] propuseram um paradigma abrangente para estudar as áreas de conteúdo da saúde oral das mulheres. Este modelo é exemplar na sua tentativa de captar a complexidade das questões envolvidas e pode ser facilmente revisto para incluir considerações de QV. Os autores defendem a importância de estudar as doenças orais que afectam a maioria das mulheres e as que são mais comuns nas mulheres do que nos homens, a relação entre estas e o sistema de cuidados de saúde oral, as influências do género no risco para a saúde, as influências sociais na saúde das mulheres, as influências sistémicas na saúde oral e as influências orais na saúde sistémica. Dado que as diferenças de género nos indicadores de saúde oral não são impressionantes, este paradigma aponta para o quadro mais amplo em que o género e a saúde oral devem ser estudados.

i. OHRQOL em situações especiais.

Downer MC et al (1997)[62] realizaram um estudo para obter valores preliminares de utilidade do estado de saúde para o pré-cancro oral e para o cancro oral em estádio um e em estádio dois (ou superior), para utilização num estudo que envolvesse a medição da qualidade de vida. Concluíram que os valores de utilidade pretendidos podem servir como fonte de dados satisfatória e adequada para incorporação em medições de anos de vida ajustados à qualidade, numa determinação de possíveis ganhos em termos de saúde resultantes do rastreio do cancro oral e do pré-cancro.

Cibrika RM et al (1997)[63] realizaram um estudo para avaliar os sentimentos subjectivos dos doentes sobre a) conforto b) função c) estética d) discurso e) autoimagem e f) saúde dentária geral com a sua prótese completa existente e após a terapia com implantes e a reabilitação protética, utilizando dois questionários de qualidade de vida relacionados com a saúde. Concluíram que foram demonstradas diferenças significativas em termos de conforto, função, discurso, estética, autoimagem e saúde dentária quando foram consideradas as próteses completas convencionais e a terapia com implantes dentários. Os dados da QVRS forneceram provas científicas de uma melhor qualidade de vida após a terapia com implantes dentários.

Hatch JP et al (1998)[64] realizaram um ensaio controlado e aleatório para comparar os efeitos da fixação rígida e da fixação com fio na qualidade de vida relacionada com a saúde após o avanço mandibular cirúrgico em pacientes com más oclusões de classe II, utilizando o perfil de impacto da doença e o questionário do estado de saúde oral, concluindo que os pacientes de cirurgia ortognática apresentam uma melhoria progressiva e estatisticamente significativa na qualidade de vida relacionada com a saúde numa grande variedade de domínios funcionais, independentemente do método de fixação utilizado.

Kuboki T et al (1999)[65] efectuaram um estudo para comparar a QdV entre pacientes com prótese de implante, prótese parcial removível e sem restauração com edentulismo mandibular unilateral do tipo extensão distal. Concluíram que, em pacientes edêntulos com extensão distal mandibular unilateral, os níveis de QdV relacionados com a condição oral para as próteses com implantes dentários eram superiores aos dos pacientes com prótese parcial removível ou sem restauração. Os níveis de QV dos pacientes com prótese parcial removível eram quase idênticos aos dos pacientes sem restauração.

Award MA et al (2000)[66] efectuaram um estudo controlado e aleatório para comparar os efeitos de dois tipos de tratamentos para o edentulismo, dentaduras convencionais mandibulares versus próteses suportadas por dois implantes, na qualidade de vida relacionada com a saúde, medida com o OHIP. Concluíram que o tratamento com implantes proporciona uma melhoria significativa a curto prazo em relação ao tratamento convencional na qualidade de vida relacionada com a saúde oral.

Yoshida M et al (2002)[67] efectuaram um estudo para classificar a correlação entre a QdV, definida como satisfação geral em idosos portadores de próteses totais. Concluíram que o peso da contribuição da alimentação, comunicação fácil, conforto físico, solidão, trabalho e passatempos, significado, vida social e problemas económicos para a QV, os idosos edêntulos que estão bem satisfeitos com a sua vida diária também estão bem satisfeitos com as suas próteses completas.

Hegarty AM et al (2002)[68] efectuaram um estudo para avaliar o desempenho de medidas de resultados centradas no doente em contextos de medicina oral em doentes com líquen plano oral (OLP) utilizando o OHIP-14 e o OHQOL-UK©. Concluíram que tanto o OHQOL-UK© como o OHIP-14, medidas de resultados centradas no doente, têm um bom desempenho em doentes com líquen plano oral, demonstrando validade e fiabilidade. Isto implica que as medidas de resultados centradas no doente podem ser utilizadas tanto na medicina oral como na cirurgia oral e maxilofacial para avaliar as necessidades e opiniões dos doentes.

Peek CW et al (2002)[69] realizaram um estudo para descrever padrões longitudinais de dificuldade de mastigação e para identificar factores de previsão do aparecimento de dificuldades de mastigação, tendo concluído que a doença oral e os danos nos tecidos e a dor de dentes auto-relatados eram fortes factores de previsão do declínio da capacidade de mastigação. Além disso, as mulheres foram identificadas como um grupo de alto risco para a dificuldade de mastigação incidente. Recomendaram ainda investigação futura para elaborar as vias através das quais estes factores afectam a função oral.

Allen PF e Locker D (2002)[70] realizaram um estudo para desenvolver uma versão abreviada do perfil de impacto na saúde oral (OHIP) adequada para utilização em pacientes edêntulos e para avaliar as suas propriedades de medição. Concluíram que a versão abreviada modificada do OHIP obtida neste estudo tem propriedades de medição comparáveis às da versão completa de 49 itens. Esta versão abreviada modificada pode ser mais apropriada para utilização em pacientes edêntulos do que a atual versão abreviada (OHIP-14).

Sandberg GE e Wikblad KF (2003)[71] realizaram um estudo para identificar factores na saúde oral e também relacionados com a diabetes e com a componente socioeconómica que pudessem estar associados à qualidade de vida relacionada com a saúde (QVRS) dos indivíduos. Os resultados mostraram que a diabetes desempenhava um papel importante nos domínios do funcionamento físico, funcionamento do papel - físico, saúde geral e funcionamento social. A idade foi importante para a funcionalidade física e a funcionalidade física. Concluíram que diferentes factores podem estar associados a uma QVRS prejudicada, especialmente entre os indivíduos diabéticos de tipo 2, embora só tenha sido possível demonstrar uma compreensão parcial da sua relação com a saúde oral.

McGrath C et al (2003)[72] realizaram um estudo para avaliar a perceção dos pacientes sobre as alterações na qualidade de vida após a cirurgia dos terceiros molares durante um período de estudo de seis meses, numa tentativa de responder à seguinte questão: a cirurgia dos terceiros molares pode melhorar a qualidade de vida? Para além disso, pretendem determinar as variações nas alterações da QVRSB após a cirurgia entre os pacientes com terceiros molares previamente assintomáticos e sintomáticos. Concluíram que a cirurgia dos terceiros molares está associada a uma melhoria da qualidade de vida a longo prazo, mas a uma deterioração da qualidade de vida a curto prazo (pós-operatório imediato). Este facto tem implicações para a compreensão do valor da cirurgia dos terceiros molares na perspetiva dos pacientes e na avaliação dos ganhos em saúde.

McGrath C et al (2003)[73] efectuaram um estudo para avaliar a sensibilidade de duas medidas de resultados centradas no doente à aplicação tópica de um corticosteroide (betametasona) no tratamento do líquen plano oral (LPO) utilizando o OHQoL- UK© e o OHIP-14. Concluíram que tanto o OHQoL- UK como o OHIP-14, medidas de resultados centradas no paciente, são sensíveis aos efeitos clínicos da betametasona tópica no tratamento do líquen plano oral, e recomendaram estudos mais alargados de outras doenças da mucosa oral mediadas imunologicamente para estabelecer o papel exato das medidas de resultados centradas no paciente na avaliação da eficácia dos cuidados de saúde oral relevantes.

Heydecke G et al (2003)[74] efectuaram um estudo para comparar a qualidade de vida geral e relacionada com a saúde oral entre idosos (com idades compreendidas entre os 65 e os 75 anos) que receberam próteses sobredentadas com implantes mandibulares ou próteses convencionais. A QV relacionada com a saúde geral também melhorou no grupo dos implantes.

McGrath C et al (2003)[75] realizaram um estudo para descobrir a validade da escala de saúde geral, ou seja, SF-36, e duas que eram específicas para a saúde oral na medição da QV, ou seja, OHIP-14 e OHQOL-UK©, após cirurgia oral. Concluíram que havia diferenças significativas nas pontuações do SF-36, OHIP-14 e OHQOL-UK durante o período pós-operatório imediato em comparação com o pré-operatório, quando os sintomas pós-operatórios eram prevalentes. Na consulta de revisão, as pontuações do OHIP-14 e do OHQOL-UK foram associadas aos resultados clínicos. As medidas foram válidas e sensíveis em relação à cirurgia oral. No entanto, as medidas específicas para a saúde oral foram mais perspicazes do que a escala geral.

McGrath C et al (2003)[76] realizaram um estudo para avaliar o impacto da saúde oral na qualidade de vida dos doentes que aguardam uma cirurgia aos terceiros molares, para medir as percepções dos doentes sobre as alterações na sua qualidade de vida no período pós-operatório imediato durante sete dias e para identificar os factores associados às alterações na qualidade de vida. Concluíram que houve uma deterioração significativa na qualidade de vida relacionada com a saúde oral no período pós-operatório imediato após a cirurgia aos terceiros molares, particularmente durante os 1st cinco dias. Este facto foi associado aos achados clínicos pós-operatórios e tem implicações para os pacientes que decidem sobre a cirurgia dos terceiros molares e para o consentimento informado.

Awad MA et al (2003)[77] efectuaram um ensaio clínico aleatório para comparar a eficácia relativa de próteses sobredentárias mandibulares retidas por apenas dois implantes e uma barra de fixação com próteses convencionais. Concluíram que os pacientes que usavam próteses sobredentárias mandibulares

suportados por dois implantes osteo-integrados com uma barra de fixação, registaram uma satisfação geral, facilidade de mastigação, estabilidade e conforto significativamente maiores com a sua prótese do que os pacientes com próteses convencionais. Para além disso, a terapia com implantes proporcionou uma melhoria significativa no caso da mastigação de alimentos com diferentes texturas.

Llewellyn CD e Warnakulasuriya S (2003)[78] efectuaram um estudo para testar se os pacientes que frequentam um ambulatório de medicina oral teriam uma pior QVRSB e para explorar a relação entre o diagnóstico clínico, a QVRSB e a ansiedade/depressão. Concluíram que a avaliação de rotina da QVRSB, centrada no paciente, proporciona uma dimensão adicional que pode ajudar a melhorar a consciencialização do impacto da doença na vida do indivíduo e a melhorar o processo de tomada de decisões clínicas.

Gary D (2004)[79] avaliou o impacto da dor e do inchaço associados aos terceiros molares na qualidade de vida dos pacientes antes da cirurgia e concluiu que existe um impacto adverso na qualidade de vida de um em cada oito pacientes que procuram a cirurgia dos terceiros molares, e que a probabilidade de ocorrência aumenta três vezes para os pacientes que sofreram dor/inchaço em comparação com os que eram assintomáticos.

Shugars DA (2006)[80] avaliou a qualidade de vida relacionada com a saúde oral antes e depois da cirurgia dos terceiros molares, utilizando dois instrumentos para medir os resultados da qualidade de vida, o Oral Health Impact Profile (OHIP-14), mais global, e o instrumento Health-Related Quality of Life (HRQOL), específico para cada condição. Entre os pacientes do estudo, a maioria era do sexo feminino, tinha menos de 25 anos de idade e era caucasiana. A maioria (72%) tinha osso removido de ambos os terceiros molares inferiores. Poucos pacientes (apenas 10%) apresentaram atraso na cicatrização clínica. A prevalência de todos os itens do OHIP-14, ou seja, a percentagem de pacientes que referiram os itens "com bastante frequência" ou "muito frequentemente", aumentou desde a fase pré-cirúrgica na DSP 1 e diminuiu nas DSP 7 e 14. As pontuações de Gravidade do OHIP-14, a soma das respostas do OHIP-14, seguiram o mesmo padrão que as pontuações de Prevalência. As pontuações de gravidade do OHIP-14 na DSP 1 eram 27 (QI 16, 34), diminuindo para 8 (QI 3, 13) na DSP 7 e 1 (QI 0, 5) na DSP 14. A recuperação dos resultados abordados por ambos os instrumentos seguiu um padrão e um curso temporal semelhantes. No entanto, cada instrumento também avaliou resultados distintamente diferentes, acrescentando informações que não poderiam ser obtidas apenas por um instrumento.

Bekes K et al (2009)81 avaliaram a qualidade de vida relacionada com a saúde oral em pacientes que procuram cuidados para a hipersensibilidade dentinária, utilizando a forma alemã do Oral Health Impact Profile (OHIP-G) antes do tratamento. As pontuações médias do resumo do OHIP indicaram que os doentes com dentes hipersensíveis relataram uma QVRSB consideravelmente mais afetada (aproximadamente 22 unidades OHIP) do que os indivíduos da população em geral. O presente estudo sugere que a condição oral dos dentes hipersensíveis está significativamente associada a uma pior QVRSB.

Esperao PT et al (2010)82 avaliaram a qualidade de vida relacionada à saúde bucal em pacientes de cirurgia ortognática. O impacto da fase de tratamento na qualidade de vida relacionada com a saúde oral foi avaliado com o perfil de impacto na saúde oral (OHIP-14) e mostrou que, em comparação com os pacientes na fase pós-cirúrgica, aqueles que necessitavam de tratamento cirúrgico ortognático, mas ainda não o tinham iniciado, e aqueles que estavam na fase pré-cirúrgica do tratamento, tinham 6,48 e 3,14 vezes mais probabilidade, respetivamente, de sentir um impacto negativo da sua condição oral.

Zanatta FB et al (2012)8[3] estudaram a associação entre sangramento gengival e aumento gengival e a qualidade de vida relacionada à saúde bucal (QVRSB) de indivíduos sob tratamento ortodôntico fixo e mostraram que o aumento gengival anterior parece influenciar a QVRSB em indivíduos que recebem tratamento ortodôntico.

j   .Avaliação da OHRQOL

Atchison KA e Dolan TA (1990)8[6] efectuaram um estudo para descrever os fundamentos e o desenvolvimento do GOHAI, uma medida auto relatada concebida para avaliar os problemas de saúde oral dos adultos mais velhos. Concluíram que ter menos dentes, usar uma prótese removível e perceber a necessidade de tratamento dentário estavam significativamente relacionados com uma pior pontuação no GOHAI. Os inquiridos brancos, com um bom nível de educação e com um rendimento anual mais elevado tinham maior probabilidade de ter uma pontuação elevada no GOHAI, indicando menos problemas dentários. Recomendaram ainda aplicações adicionais do GOHAI para avaliar a validade e fiabilidade do instrumento e para estabelecer normas populacionais de saúde oral em populações de adultos mais velhos, tal como medido pelo GOHAI.

Dolan TA (1997)87 realizou um estudo para avaliar a sensibilidade do GOHAI ao tratamento dentário, utilizando dados de um projeto comunitário de promoção da saúde oral. Concluiu que o GOHAI é sensível à prestação de cuidados dentários, embora seja necessária investigação adicional para compreender o impacto de vários serviços dentários nos itens individuais do GOHAI, bem como na pontuação global do índice.

Kressin N et al (1997)[88] realizaram um estudo para examinar os factores associados às pontuações no GOHAI em duas amostras de adultos mais velhos e examinar de que forma o impacto auto-percebido da doença oral, medido pelo GOHAI, varia de acordo com as caraterísticas socioeconómicas e de saúde da amostra. Concluíram que o GOHAI apresentou propriedades psicométricas satisfatórias em ambas as amostras e é sensível às diferenças socio-demográficas entre duas amostras de homens idosos. Sugeriram também a continuação da utilização do GOHAI como indicador do impacto das condições orais no funcionamento e no bem-estar numa variedade de amostras.

Dolan TA et al (1998)89 realizaram um estudo para descrever a natureza, a magnitude e a direção das mudanças na saúde oral, medidas pela classificação global, com o objetivo de compreender melhor as percepções dos adultos mais velhos sobre a saúde oral ao longo do tempo. Concluíram que a classificação global variava ao longo do tempo e que as alterações eram consistentes com as medidas pelo GOHAI e pela necessidade de tratamento auto-relatada. Recomendaram ainda que a questão de saber se a mudança na saúde oral medida pela classificação global é clinicamente significativa e quais as condições dentárias específicas responsáveis por essas mudanças continuam a ser tópicos importantes para investigação futura. No entanto, as alterações que ocorrem nas classificações de saúde oral a nível individual são muito mais pronunciadas do que a distribuição das classificações globais em cada momento sugeriria.

Atchison KA et al (1998)90 realizaram um estudo para investigar a validade do índice de avaliação geral da saúde oral (GOHAI), uma medida de saúde oral auto-reportada, quando utilizado numa amostra de adultos maiores de idade hispânicos e afro-americanos. Concluíram que o GOHAI é válido quando utilizado em amostras mais jovens e etnicamente diversas. Os resultados também sublinharam que a saúde oral é distinta da saúde geral e que a utilização de medidas genéricas de saúde auto-reportadas pode não ter em conta aspectos importantes da saúde oral que são acessíveis aos profissionais de saúde dentária.

Mascarenhans KA (1999)[91] realizou um estudo para avaliar a capacidade do GOHAI na avaliação das diferenças entre os indivíduos que procuram ativamente cuidados dentários e os que não procuram cuidados dentários. Concluiu-se que as medidas de saúde oral auto-avaliadas pelo GOHAI eram mais elevadas para os indivíduos que não procuravam cuidados dentários do que para os que procuravam ativamente cuidados dentários. O GOHAI é sensível como medida de resultado na diferenciação entre indivíduos que procuram ativamente cuidados e os que não procuram cuidados.

Calabrese JM et al (1999)92 realizaram um estudo para: i) descrever em pormenor as caraterísticas sociodemográficas, as condições clínicas orais e o impacto auto-avaliado das suas condições orais na vida quotidiana de uma amostra de idosos que não podem sair de casa; ii) examinar a utilidade de um instrumento OHRQOL, o GOHAI, na identificação de pessoas que necessitam de tratamento dentário nesta população bem caracterizada; iii) examinar o que acontece quando o GOHAI é administrado por um profissional de saúde não dentário em comparação com a administração por um dentista. Concluíram que, embora 76% se considerassem com uma saúde oral boa a excelente, 80% dos pacientes não tinham consultado um dentista nos últimos dois anos e 80% necessitavam de cuidados dentários de rotina. As pontuações do GOHAI estavam em boa concordância com o profissional de saúde não dentária e o dentista. No entanto, dada a elevada prevalência de necessidade de cuidados, o GOHAI parece ter menos valor do que um exame para identificar as pessoas que necessitam de cuidados dentários nesta população.

Locker D et al (2001)[93] efectuaram um estudo para comparar o desempenho do GOHAI e do OHIP-14 como medidas da QVRSB dos idosos comprometidos, concluindo que ambas as medidas discriminavam entre indivíduos dentados com e sem uma ou mais próteses, com ou sem problemas de mastigação e com ou sem boca seca. A associação tendeu a ser mais forte entre as pontuações do GOHAI e estas variáveis. As medidas foram igualmente boas na previsão do bem-estar psicológico geral e da satisfação com a vida.
Embora o GOHAI tenha identificado mais impactos funcionais e psicossociais orais do que o OHIP-14, nenhum foi marcadamente superior ao outro quando usado como medidas discriminatórias. No entanto, a elevada prevalência de indivíduos com pontuações nulas pode comprometer a capacidade do OHIP-14 para detetar alterações dentro do indivíduo.

Locker D.et al (2002)[94] realizaram um estudo para avaliar a QVRSB de uma população de indivíduos medicamente comprometidos, a maioria dos quais vivia num centro de cuidados de longa duração, utilizando dois indicadores de saúde oral de item único e dois índices de saúde oral, nomeadamente o GOHAI e o OHIP-14. Concluíram que os distúrbios orais têm um efeito significativo no bem-estar e na satisfação com a vida dos indivíduos do estudo, apesar de se caracterizarem por elevadas taxas de doenças físicas e mentais crónicas e incapacidades físicas, pelo que o acesso a cuidados de saúde oral adequados é suscetível de melhorar a qualidade de vida global. Os dados também sugerem que instrumentos como o GOHAI e o OHIP-14 estão a medir aspectos da vida que estes indivíduos consideram importantes.

Wong MCM et al (2002)95 realizaram um estudo para traduzir a versão original inglesa do GOHAI para uma versão chinesa, para validar o instrumento traduzido para os idosos de Hong Kong e para investigar os possíveis factores que podem influenciar a pontuação do GOHAI. Concluíram que o GOHAI traduzido demonstrou fiabilidade e validade aceitáveis e que poderia ser utilizado como um instrumento valioso para medir a OHRQOL dos idosos chineses de Hong Kong. Recomendaram ainda a fiabilidade e a validade da versão chinesa traduzida em estudos que exijam que os sujeitos preencham o questionário sozinhos. Recomendaram também que se explorasse a sensibilidade do GOHAI traduzido às alterações do estado de saúde oral e a utilização do GOHAI como instrumento para avaliar os resultados do tratamento na população chinesa.

Locker D. e Jokovic A (1996)98 realizaram um estudo para avaliar a capacidade de uma série de indicadores subjectivos do estado de saúde oral para identificar idosos residentes na comunidade que necessitam de tratamento dentário, utilizando um índice de impacto psicossocial de 15 itens e um perfil de impacto na saúde oral (OHIP) de 49 itens. Concluíram que, embora as medidas não tenham tido um bom desempenho como testes de rastreio, identificaram um subgrupo de indivíduos cujas condições clínicas tinham um impacto significativo na vida quotidiana e que provavelmente beneficiariam mais com o tratamento dentário. A este respeito, as medidas subjectivas aqui avaliadas podem ser interpretadas como indicações de necessidade que complementam as medidas clínicas convencionais de necessidades de cuidados dentários.

Slade GD et al (1996)99 efectuaram um estudo para descrever os padrões de mudança no impacto relatado das condições orais entre pessoas da comunidade, residentes com mais de 60 anos no Sul da Austrália. Concluíram que os impactos relativos à alimentação e à dor oral estavam sujeitos à maior quantidade de mudanças. Os resultados também demonstraram que muitos adultos mais velhos experimentam impactos a curto prazo das condições orais durante períodos mais longos de estabilidade temporal na perceção do impacto da saúde oral. Embora seja claro que muitas pessoas relatam mudanças transitórias nos impactos, também parece avaliar um padrão consistente de mudança ao fazer várias medições de impacto.

Slade GD (1997)[100] realizou um estudo para derivar um subconjunto de itens do perfil de impacto da saúde oral (OHIP-49) - um questionário de 49 itens que mede as percepções das pessoas sobre o impacto das condições orais no seu bem-estar. Concluiu que as pontuações sumárias baseadas no OHIP-14 apresentavam o mesmo padrão de variação entre grupos sócio-demográficos que foi observado utilizando o OHIP-49, e tanto o OHIP-14 como o OHIP-49 resultaram em modelos multivariados semelhantes que relacionam o estado oral e as variáveis sócio-demográficas com o impacto social. O OHIP-14 contém perguntas que mantêm as dimensões conceptuais originais contidas no OHIP e essas perguntas têm uma boa distribuição de prevalência, sugerindo que o instrumento deve ser útil para quantificar os níveis de impacto no bem-estar em contextos onde apenas um número limitado de perguntas pode ser administrado.

Allen PF e Locker D (1997)[101] realizaram um estudo para determinar se os pesos dos itens contribuíam ou não para o desempenho do OHIP, uma medida abrangente dos resultados funcionais, sociais e psicológicos das perturbações orais, e concluíram que, embora os dados sugerissem que os pesos dos itens melhoravam o desempenho do OHIP, o facto de os métodos de pontuação simples serem tão bons como os mais sofisticados poderia significar que o OHIP poderia ser utilizado em contextos, tais como a avaliação de pacientes para cuidados clínicos, em que o cálculo de pontuações ponderadas não era viável. O OHIP pode então ser útil para a avaliação clínica dos pacientes, para além dos seus inquéritos à população e ensaios clínicos.

Slade GD (1998)[102] efectuou um estudo para examinar as questões metodológicas que surgem na avaliação longitudinal da mudança na OHRQOL. Concluiu que as medidas de OHRQOL captam tanto a melhoria como a deterioração do estado de saúde, criando novas complexidades para concetualizar e analisar a mudança em estudos longitudinais. Uma vez que as medidas de qualidade de vida são propensas a variações dentro do sujeito e a erros de medição, as comparações de pontuações quantitativas entre subgrupos podem também ser mascaradas por efeitos de regressão à medida.

Allen PF e McMillan AS (1999)[103] realizaram um estudo para avaliar o impacto da perda dentária em utilizadores de próteses completas utilizando o OHIP e para comparar a validade das versões de 49 e 14 itens do OHIP numa população de utilizadores de próteses. Concluíram que os indivíduos do grupo de implantes estavam significativamente mais afectados, incapacitados e deficientes devido à perda dentária do que os indivíduos que usavam próteses convencionais. Os resultados também sugeriram que o OHIP-49 e o OHIP-14 tinham uma capacidade semelhante para discriminar entre os grupos. Isto indica que o OHIP-14 pode ser uma ajuda útil num contexto clínico.

Allen PF et al (1999)[104] efectuaram um estudo para comparar a validade do OHIP com uma medida genérica de qualidade de vida relacionada com a saúde, o SF-36, na avaliação da quantidade de vida relacionada com a saúde oral, concluindo que o OHIP apresenta boas propriedades de validade discriminante e de construção e que, por ser específico para a saúde oral, será mais útil para medir os resultados das doenças orais do que as medidas genéricas como o SF-36. Esta conclusão será relevante quando se considerar a utilização de medidas de qualidade de vida relacionadas com a saúde para direcionar recursos e medir o resultado da intervenção clínica.

Allen PF et al (2001)[105] efectuaram um estudo para avaliar a sensibilidade à mudança de uma medida específica do estado de saúde oral, o perfil de impacto na saúde oral (OHIP). Concluíram que o OHIP parece ser sensível a alterações nos contextos clínicos. As explicações das razões subjacentes a esta mudança exigirão uma avaliação mais aprofundada, uma vez que os tamanhos dos efeitos indicam a dimensão e a direção da mudança. A capacidade de reação do OHIP não foi melhorada com a utilização de pesos.

Kressin NR et al (2001)[106] realizaram um estudo para examinar a associação da afetividade negativa com o OHRQO. Concluíram que a adição de afetividade negativa explicava mais variação nas subescalas GOHAI e OHIP, mais subjectivas e psicologicamente orientadas, do que nas subescalas mais objectivas e orientadas para a função física. Concluíram também que os factores psicossociais, como a personalidade, estão significativamente associados às avaliações da qualidade de vida. Estas associações devem ser tidas em conta quando as medidas de OHRQOL são utilizadas na interpretação.

Wong MCM et al (2002)[107] efectuaram um estudo para traduzir a versão original em inglês do OHIP para uma versão chinesa, para validar o instrumento traduzido para utilização entre os idosos de Hong Kong e para obter uma forma curta chinesa do OHIP. Concluíram que a versão chinesa traduzida do OHIP demonstrou boa validade e fiabilidade. Está disponível para ser utilizada por investigadores em estudos sobre a qualidade de vida relacionada com a saúde oral em populações idosas chinesas. Em situações em que é desejável uma forma curta chinesa do OHIP, existem agora duas versões chinesas validadas para os investigadores escolherem.

Adulyanon S et al (1996)[111] realizaram um estudo para medir a incidência dos impactos orais nos desempenhos diários e as caraterísticas relacionadas com os mesmos numa população com poucas doenças dentárias. Concluíram que a dor e o desconforto eram principalmente percebidos como a causa dos impactos (40%) em quase todos os desempenhos, exceto no sorriso. A dor de dentes foi a principal condição oral causadora (32,7%) de quase todos os aspectos do desempenho. Concluiu-se também que esta população com baixo índice de cárie tem uma elevada incidência de impactos orais, tal como a população industrializada com elevado índice de doença dentária. A frequência e a gravidade apresentaram um efeito paradoxal em diferentes desempenhos e devem ser ambas tidas em conta para a estimativa global dos impactos.

Tsakos G et al (2001)[112] efectuaram um estudo para examinar se existem diferenças culturais significativas na qualidade de vida relacionada com a saúde oral e na perceção das necessidades de tratamento entre pessoas idosas com um estado clínico oral semelhante que vivem na Grécia e na Grã-Bretanha. Os resultados indicaram uma influência cultural independente na perceção dos impactos orais em pessoas idosas. Os resultados deste estudo sugerem que a taxa de impactos orais seria quantitativamente mais forte na avaliação das necessidades de saúde oral na Grécia do que na Grã-Bretanha. A nível político, as diferenças de perceção do estado da saúde oral entre os países da União Europeia indicam que o planeamento dos serviços de saúde oral não deve ser efectuado a nível europeu centralizado, mas mais a nível regional ou local.

Sheiham A et al (2001)[113] realizaram um estudo para avaliar a prevalência de impactos relacionados com a saúde oral e os efeitos que tinham na qualidade de vida diária e, em particular, na alimentação, numa população britânica com 65 anos ou mais, tendo os dados sido recolhidos com base no indicador modificado de impactos orais no desempenho diário (OIDP). Concluíram que o estado oral das pessoas idosas afecta com bastante frequência a qualidade de vida das pessoas idosas afecta com bastante frequência a qualidade de vida das pessoas idosas e, em particular, a capacidade de comer vários tipos de alimentos comuns.

Melas F et al (2001)[114] realizaram um estudo de coorte para investigar se os pacientes com próteses sobre implantes estabilizadas demonstrariam menos impacto na vida diária, teriam menos dificuldade na mastigação de diferentes tipos de alimentos e estariam, em geral, mais satisfeitos do que os pacientes com próteses totais convencionais, utilizando um questionário que incluía o indicador sociodental OIDP. Concluíram que os pacientes com próteses sobre implantes estabilizadas estavam mais satisfeitos com o conforto das suas próteses, podiam comer uma maior variedade de alimentos com menos dificuldade e sentiam menos impacto na vida diária do que os pacientes com próteses completas convencionais e, por conseguinte, os resultados apoiaram a necessidade de considerar próteses sobre implantes estabilizadas no tratamento de pacientes edêntulos.

Robinson PG et al (2001)[115] realizaram um estudo para avaliar as taxas de preenchimento e a validade concomitante do OIDP e do OHIP-14, tanto no formato de questionário como de entrevista, num estudo transversal, social e clínico. Concluíram que as propriedades psicométricas do OHIP-14 e do OIDP não estavam relacionadas com o método de administração. No entanto, a utilização do OIDP neste formato de questionário pode resultar na perda de dados, particularmente de pessoas que não são de raça branca inglesa. O desenvolvimento de um formato de questionário bem sucedido do OIDP facilitaria muito a sua utilização na investigação e avaliação de base populacional. O número de impactos para ambas as medidas e as pontuações totais de impacto para o OHIP-14 não pareceram ser afectados pelo formato do instrumento.

Masalu J.R.e Astrom AN (2003)[116] realizaram um estudo para examinar a aplicabilidade de uma versão abreviada do inventário do impacto oral do desempenho quotidiano (OIDP) a adultos tanzanianos que frequentam a universidade de Dares Salaam. Concluíram que a escala de frequência do OIDP parece ter propriedades psicométricas aceitáveis no contexto de um inquérito por questionário descritivo entre estudantes universitários tanzanianos. Foi capaz de distinguir, de forma bastante fiável, entre indivíduos com e sem distúrbios orais clinicamente definidos. As associações significativas encontradas entre os itens do OIDP, por um lado, e um indicador global de saúde oral auto-relatado, por outro, forneceram mais provas da aplicabilidade deste instrumento.

Robinson P.G. et al (2003)[117] realizaram um estudo para avaliar a validade dos impactos orais no desempenho diário (OIDP) e a forma curta do OHIP (OHIP-14) num departamento de cuidados primários de um hospital dentário do Reino Unido. Concluíram que ambos os instrumentos têm alguma validade como medidas da QVRSB entre os pacientes de hospitais dentários. A validade facial, de critério e convergente superior e a maior facilidade de análise do OHIP-14 tornam-no mais adequado para a investigação baseada em questionários e para a comparação de grupos. O método aditivo pode ser utilizado para calcular a pontuação total do OHIP-14.

k   .Significado do OHRQOL

Gift HC et al (1997)[46] referem que o conceito de QVRSB é importante para a prática clínica da medicina dentária, para a investigação dentária e também para o ensino da medicina dentária.

Shamrany M (2006)[2] referiu que tem um papel óbvio na medicina dentária clínica, o que faz com que os médicos reconheçam que não tratam os dentes e as gengivas, mas o corpo humano como um todo. Além disso, os comportamentos relacionados com a saúde oral, como a prática de uma boa higiene oral, a realização de exames regulares e a despesa em cuidados dentários, são motivados pelo conceito de QVRSB. A noção de QVRSB é importante a todos os níveis da investigação dentária. Ao nível da comunidade, o conceito de QVRSB é especialmente vital para promover os cuidados de saúde oral e o acesso aos cuidados dentários. Por exemplo, o índice DMF não é uma ferramenta adequada para a defesa de direitos a nível político, porque foi concebido principalmente para quantificar a magnitude da cárie dentária, mas não o impacto dessa magnitude na vida quotidiana e na saúde geral de um indivíduo. Em contraste, os decisores políticos podem apreciar o impacto da cárie dentária quando as pontuações elevadas do CPOD são interpretadas em termos de qualidade de vida prejudicada devido à incapacidade de comer, dormir ou concentrar-se por causa da dor associada. Do mesmo modo, a mesma abordagem é mais útil para educar os indivíduos sobre a sua saúde oral.

l. Perspetiva futura do OHRQOL

Gift HC et al (1997)46 referem que a perceção da qualidade de vida tem uma componente subjectiva, pelo que varia de uma cultura para outra.

No Relatório sobre a Saúde Oral no Mundo (2003)[118] , a OMS referiu o impacto da saúde oral na qualidade de vida como um elemento importante do Programa Mundial de Saúde Oral.

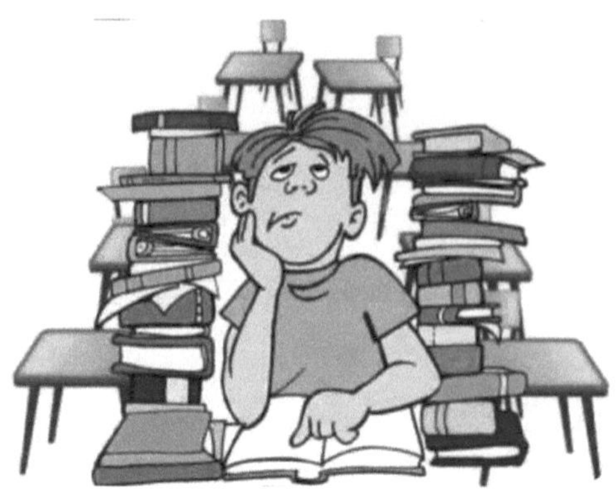

14. CONCLUSÕES:

Os conceitos de saúde alargaram-se nos últimos anos. A Organização Mundial de Saúde (OMS, 1948) definiu a saúde como "o estado de bem-estar físico, mental e social e não apenas a ausência de doença ou enfermidade". A ausência de doença já não é equiparada a um estado de saúde. Questões como o conforto, a qualidade de vida e a capacidade de ser um membro produtivo da sociedade contribuem para a compreensão deste conceito.

Tal como a definição de saúde se alargou, o mesmo aconteceu com a definição de cuidados dentários. Com uma atenção crescente aos resultados dos programas de intervenção preventiva e dos tratamentos dentários, não é surpreendente que a abordagem "tecnológica e reducionista" que utiliza muitos indicadores clínicos de superfícies e dentes específicos tenha sido questionada. De facto, não é claro até que ponto os indicadores epidemiológicos tradicionais da doença representam os impactos reais da doença ou das deficiências. Os indicadores clínicos de um dente problemático podem ser muitos, mas a presença de uma dor de dentes ou de uma dor, descrita pelo indivíduo como um sintoma ou uma barreira funcional, afecta o bem-estar e não é medida por quaisquer indicadores epidemiológicos tradicionais, é a incapacidade de reflectir a capacidade dos indivíduos para desempenharem os papéis e actividades desejados.

A ênfase na saúde e no bem-estar orienta-nos para a QV. A QV relacionada com a saúde é um conceito multidimensional que consiste em domínios como a oportunidade, a perceção, a função, a incapacidade e a duração da vida. A QV relacionada com a saúde oral tem méritos de várias perspectivas; a cavidade oral como resultado, os efeitos da cavidade oral no resto do corpo e os impactos da saúde sistémica e da qualidade de vida relacionada com a saúde na cavidade oral.

A capacidade funcional no âmbito da abordagem da qualidade de vida relacionada com a saúde oral oferece um dos contributos mais úteis para a investigação dos resultados da saúde oral. Exemplos de funções orais avaliadas são condições orais ou dor que dificultam as actividades diárias; incapacidade de abrir a boca, morder, mastigar ou engolir; limitações nas funções psicossociais, tais como contactos pessoais e desempenho de papéis e autoconfiança. Não existem indicadores clínicos que representem estas funções, mas estes factores alteram os padrões de visita a um consultório dentário e/ou levam a queixas sobre o tratamento recebido.

A consideração e a medição da qualidade de vida começam a ajudar a responder a algumas questões difíceis de investigação, de política e de serviços de saúde. Quais são os efeitos das doenças e afecções oro-faciais na saúde sistémica e na qualidade de vida? Os impactos das doenças oro-faciais são diferentes em cada fase da vida? Os tratamentos para as doenças e afecções orais melhoram os resultados em termos de saúde oral? Como é que a aparência e a função oro-faciais estão relacionadas com a autoestima, a vida e as escolhas de saúde? Uma perspetiva de qualidade de vida melhora a compreensão dos efeitos do envelhecimento e das doenças sistémicas e do tratamento na saúde oral; classifica o impacto das condições orais na progressão e no tratamento das doenças sistémicas; aumenta a nossa capacidade de avaliar quais as doenças e condições orais que têm um impacto negativo e a gravidade e extensão desse impacto negativo e centra-se nas circunstâncias pessoais, sociais e ambientais do indivíduo que influenciam a tradução das condições clínicas em impacto positivo ou negativo. A consideração da qualidade de vida relacionada com a saúde oral reforça a nossa capacidade de examinar o processo da saúde oral e dos cuidados de saúde oral, articulando mais claramente as interações dos factores de risco, das doenças e afecções e dos tratamentos na saúde oral funcional e no bem-estar.

Os valores finais da investigação contínua sobre a qualidade de vida são os seguintes: fornecer uma avaliação, para além do dente ou da cavidade oral, a nível individual; demonstrar o "peso da doença" devido às doenças orais que é útil para a defesa de políticas de saúde; obter resultados que sirvam de critérios para identificar grupos prioritários para a intervenção da saúde pública; estabelecer medidas de resultados para a promoção da saúde oral e para a investigação da prevenção de doenças que reflictam o conceito de saúde para além da doença.

BIBLIOGRAFIA:

1.	Das M, Upadhyaya V, Ramachandra SS, Jithendra KD. Necessidades de tratamento periodontal em indivíduos diabéticos e não diabéticos: um estudo de caso-controlo. Indian J Dent Res. 2011 Mar-Abr; 22(2):291-4.

2.	Al Shamrany M. Oral health-related quality of life: a broader perspective (Qualidade de vida relacionada com a saúde oral: uma perspetiva mais alargada). East Mediterr Health J. 2006 Nov; 12(6):894-901.

3.	Inglehart MR, Bagramian RA. Qualidade de vida relacionada com a saúde oral: An Introduction. In: Inglehart MR, Bagramian RA. (eds.) Oral Health- Related Quality of Life (Qualidade de vida relacionada com a saúde oral). Kimberly Drive, Carol Stream: Quintessence; 2002.p.1-5.

4.	Davis P. Compliance structures and the delivery of health care: the case of dentistry. Soc Sci Med. 1976 Jun; 10(6):329-37.

5.	Reisine ST. Saúde dentária e políticas públicas: o impacto social da doença dentária. Am J Public Health. 1985 Jan; 75(1):27-30.

6.	Reisine ST. Doença dentária e perda de trabalho. J Dent Res. 1984 Sep; 63(9):1158-61.

7.	Cushing AM, Sheiham A, Maizels J. Developing socio-dental indicators - the social impact of dental disease. Community Dent Health. 1986 Mar; 3(1):3-17.

8.	Locker D, Grushka M. O impacto da dor dentária e facial. J Dent Res. 1987 Sep; 66(9):1414-7.

9.	Nikias M. Oral disease and quality of life (Doença oral e qualidade de vida). Am J Public Health. 1985 Jan; 75(1):11-2.

10.	Park K. Conceito de saúde e doença. In: Park K. Textbook of preventive and social medicine 22nd ed. Nagpur, Jabalpur: Bhanot ;2013.p. 15.

11.	Susniene D, Jurkauskas A. Os Conceitos de Qualidade de Vida e Felicidade - Correlação e Diferenças. Inzinerine Ekonomika-Engineering Economics 2009; 3: 58 - 69.

12.	Shin D. O conceito de qualidade de vida e a avaliação do esforço de desenvolvimento. Política comparada. 1979; 299-304.

13.	Fitzpatrick R. Qualidade de vida e saúde: Conceitos, Métodos e Aplicações. Health Policy. 1996; 37(1), 53-72.

14.	Juniper EF, Svensson K, Mork AC, Stahl E. Modificação do questionário de qualidade de vida em asma (padronizado) para pacientes com 12 anos ou mais. Health Qual Life Outcomes.2005 Sep; 16:3:58.

15.	Heydecke G,Gobetti JP. Impacto das condições médicas na saúde oral e na qualidade de vida. In: Inglehart MR, Bagramian RA. (eds.) Oral Health- Related Quality of Life. Kimberly Drive, Carol Stream: Quintessence; 2002.p.139- 48.

16.	Locker D, Miller Y. Avaliação de indicadores subjectivos do estado de saúde oral. J Public Health

Dent. 1994 verão; 54(3):167-76.

17.   Slade GD, Spencer AJ. Social impact of oral conditions among older adults. Aust Dent J. 1994 Dec; 39(6):358-64.

18.   Murray H, Locker D, Mock D, Tenenbaum HC. Dor e qualidade de vida em pacientes encaminhados para uma unidade de dor craniofacial. J Orofac Pain. 1996 inverno; 10(4):316-23.

19.   Hagen KB, Kvien TK, Bjorndal A. Musculoskeletal pain and quality of life in patients with noninflammatory joint pain compared to rheumatoid arthritis: a population survey. J Rheumatol. 1997 Sep; 24(9):1703-9.

20.   Riedinger MS, Dracup KA, Brecht ML, Padilla G, Sarna L, Ganz PA. Qualidade de vida em pacientes com insuficiência cardíaca: existem diferenças de género? Heart Lung. 2001 Mar-Abr; 30(2):105-16.

21.   Ostuni E. Stroke and the dental patient. J Am Dent Assoc. 1994 Jun; 125(6):721-7.

22.   Kamen S. Oral health care for the stroke survivor (Cuidados de saúde oral para o sobrevivente de AVC). J Calif Dent Assoc. 1997 Abr; 25(4):297-303.

23.   Michishige F, Yoshinaga S, Harada E, Hirota K, Miyake Y, Matsuo T, Yasuoka S. Relações entre a atividade da vida diária, os cuidados com a cavidade oral e o número de microrganismos da cavidade oral em pacientes com doenças cerebrovasculares. J Med Invest. 1999 Feb; 46(1-2):79-85.

24.   Wright JM. Manifestações orais de reacções a medicamentos. Dent Clin North Am. 1984; 71:50-4.

25.   Henson BS, Inglehart MR, Eisbruch A, Ship JA. Preservação da produção salivar e da qualidade de vida relacionada com a xerostomia em doentes com cancro da cabeça e do pescoço que recebem radioterapia poupadora da parótida. Oral Oncol. 2001 Jan; 37(1):84-93.

26.   Schelling JL, Tetreault L, Davis M. Abnormal taste threshold in diabetes. Lancet. 1965 Mar 6; 1(7384):508-12.

27.   Hirsch A, Bartholomae C, Volmer T. Dimensions of quality of life in people with non insulin-dependent diabetes. Qual Life Res. 2000 Mar; 9(2):207-18.

28.   Reisine ST, Fertig J, Weber J, Leder S. Impact of dental conditions on patients' quality of life. Community Dent Oral Epidemiol. 1989 Feb; 17(1):7-10.

29.   Reisine ST, Weber J. The effects of temporomandibular joint disorders on patients' quality of life. Community Dent Health. 1989 Sep; 6(3):257-70.

30.   Van Palenstein Helderman WH, Mkasabuni E. Impact of dental fluorosis on the perception of well-being in an endemic fluorosis area in Tanzania. Community Dent Oral Epidemiol. 1993 Aug; 21(4):243-4.

31.   Hunt RJ, Slade GD, Strauss RP. Differences between racial groups in the impact of oral disorders among older adults in North Carolina. J Public Health Dent. 1995 Fall; 55(4):205-9.

32.   Coates E, Slade GD, Goss AN, Gorkic E. Oral conditions and their social impact among HIV dental patients. Aust Dent J. 1996 Feb; 41(1):33-6.

33.   Slade GD, Spencer AJ, Locker D, Hunt RJ, Strauss RP, Beck JD. Variações no impacto social das

condições orais entre adultos mais velhos na Austrália do Sul, Ontário e Carolina do Norte. J Dent Res. 1996 Jul; 75(7):1439-50.

34.	Ghezzi EM, Navio JA. Doenças sistémicas e seus tratamentos nos idosos: impacto na saúde oral. J Public Health Dent. 2000 Fall; 60(4):289-96.

35.	Broder HL, Slade G, Caine R, Reisine S. Impacto percebido das condições de saúde oral entre adolescentes de minorias.J Public Health Dent. verão de 2000;60(3):189-92.

36.	Nuttall NM, Steele JG, Pine CM, White D, Pitts NB.O impacto da saúde oral nas pessoas no Reino Unido em 1998. Br Dent J. 2001 Feb 10;190(3):121-6.

37.	Cortes MI, Marcenes W, Sheiham A. Impacto das lesões traumáticas nos dentes permanentes na qualidade de vida relacionada com a saúde oral em crianças de 12-14 anos. Community Dent Oral Epidemiol. 2002 Jun;30(3):193-8.

38.	Locker D, Jokovic A, Stephens M, Kenny D, Tompson B, Guyatt G.Family impact of child oral and oro-facial conditions. Community Dent Oral Epidemiol. 2002 Dec;30(6):438- 48.

39.	Segu M, Lobbia S, Canale C, Collesano V.Quality of life in patients with temporomandibular disorders. Minerva Stomatol. 2003 Jun;52(6):279-87.

40.	Luo Y, McMillan AS, Wong MC, Zheng J, Lam CL. Condições de dor orofacial e impacto na qualidade de vida em idosos residentes na comunidade em Hong Kong. J Orofac Pain. 2007 Winter;21(1):63-71.

41.	Sanders AE, Slade GD, Lim S, Reisine ST. Impacto da doença oral na qualidade de vida das populações dos EUA e da Austrália. Community Dent Oral Epidemiol. 2009 Apr;37(2):171-81.

42.	O'Dowd LK, Durham J, McCracken GI, Preshaw PM. Patients' experiences of the impact of periodontal disease (Experiências dos pacientes sobre o impacto da doença periodontal). J Clin Periodontol. 2010 Apr;37(4):334-9.

43.	Mohanty U, Hiremath SS. Qualidade de vida relacionada com a saúde oral (OHRQOL): A Review. Jornal da Associação Indiana de Odontologia de Saúde Pública. 2011; 2011(17):315-8.

44.	Gift HC, Atchison KA. Oral health, health, and health-related quality of life (Saúde oral, saúde e qualidade de vida relacionada com a saúde). Med Care.1995 Nov; 33(11):57-77.

45.	Locker D. Conceitos de saúde oral, doença e qualidade de vida. In: slade GD (ed). Measuring oral health and quality of life. Chapel Hill: Universidade da Carolina do Norte - Ecologia Dentária, 1997:11 - 24.

46.	Gift HC, Atchison KA, Dayton CM. Conceptualização da saúde oral e da qualidade de vida relacionada com a saúde oral. Soc Sci Med. 1997 Mar;44(5):601-8.

47.	Saúde oral na América: A report of the Surgeon General. Rockville, Maryland, Departamento de Saúde e Serviços Humanos dos EUA, Instituto Nacional de Investigação Dentária e Craniofacial, Instituto Nacional de Saúde, 2000:7.

48.	Blalock H. Measurement and conceptualization problems (Problemas de medição e concetualização). American sociological review. 1979; 44:881-94.

49.   Allen PF. Avaliação da qualidade de vida relacionada com a saúde oral. Health Qual Life Outcomes. 2003 Sep 8;1:40.

50.   Locker D, Jokovic A. Three-year changes in self-perceived oral health status in an older Canadian population. J Dent Res. 1997 Jun;76(6):1292-7.

51.   Piovesan C, Batista A, Ferreira FV, Ardenghi TM.Qualidade de vida relacionada à saúde bucal em crianças: Questões conceituais; Rev. odonto cienc. 2009; 24(1):81-85.

52.   McGrath C, Broder HL, Wilson-Genderson M. Assessing the impact of oral health on the life quality of children: implications for research and practice. Community Dent Oral Epidemiol. 2004 Abr;32(2):81-5.

53.   Seidl EM, Zannon CM. Qualidade de vida e saúde: questões conceptuais e metodológicas. Cad Saude Publica. 2004 Mar-Abr;20(2):580-8.

54.   Sarment DP, Antonucci TC. Oral Health- Related Quality of Life and Older Adults. In: Inglehart MR, Bagramian RA. (eds.) Oral Health- Related Quality of Life. Kimberly Drive, Carol Stream: Quintessence; 2002.p.99-07.

55.   Petersen PE, Nortov B. The effect of a three-year trial of a community dental care program for aged pensioners in Denmark (O efeito de um ensaio de três anos de um programa comunitário de cuidados dentários para reformados idosos na Dinamarca). Ugeskr Laeger. 1995 May 8;157(19):2712-6.

56.   Inglehart MR, Filstrup RA, Wandera A. Saúde Oral e Qualidade de Vida em Crianças. In: Inglehart MR, Bagramian RA. (eds.) Oral Health- Related Quality of Life. Kimberly Drive, Carol Stream: Quintessence; 2002.p.79-86.

57.   Chen MS, Hunter P. Oral health and quality of life in New Zealand: a social perspective. Soc Sci Med. 1996 Oct; 43(8):1213-22.

58.   Low W, Tan S, Schwartz S. O efeito de cáries graves na qualidade de vida de crianças pequenas. Pediatr Dent. 1999 Sct-Out;21(6):325-6.

59.   Inglehart MR, Silverton SF, Sinkford FC.Qualidade de vida relacionada com a saúde oral: o género é importante? In: Inglehart MR, Bagramian RA. (eds.) Oral Health- Related Quality of Life. Kimberly Drive, Carol Stream: Quintessence; 2002.p.111-7.

60.   Chesney MA, Ozer EM. Mulheres e saúde: em busca de um paradigma. Womens Health. 1995 primavera;1(1):3-26.

61.   Fonseca MA. Qualidade de vida relacionada com a saúde oral em crianças e adolescentes com necessidades especiais de cuidados de saúde. In: Inglehart MR, Bagramian RA. (eds.) Oral Health- Related Quality of Life. Kimberly Drive, Carol Stream: Quintessence; 2002.p.89-95.

62.   Downer MC, Jullien JA, Speight PM. An interim determination of health gain from oral cancer and precancer screening: Obtenção de utilidades do estado de saúde. Community Dent Health. 1997 Sep;14(3):139-42.

63.   Cibirka RM, Razzoog M, Lang BR. Avaliação crítica das reacções dos pacientes à terapia com implantes dentários. J Prosthet Dent. 1997 Dec;78(6):574-81.

64.   Hatch JP, Rugh JD, Clark GM, Keeling SD, Tiner BD, Bays RA. Qualidade de vida relacionada com

a saúde após cirurgia ortognática. Int J Adult Orthodon Orthognath Surg. 1998;13(1):67- 77.

65.	Kuboki T, Okamoto S, Suzuki H, Kanyama M, Arakawa H, Sonoyama W, Yamashita A. Avaliação da qualidade de vida de pacientes com prótese parcial fixa ancorada no osso com edentulismo de extensão distal mandibular unilateral. J Prosthet Dent. 1999 Aug;82(2):182-7.

66.	Awad MA, Locker D, Korner-Bitensky N, Feine JS. Medir o efeito da reabilitação com implantes intra-orais na qualidade de vida relacionada com a saúde num ensaio clínico controlado e aleatório. J Dent Res. 2000 Sep;79(9):1659-63.

67.	Yoshida M, Sato Y, Akagawa Y, Hiasa K. Correlação entre a qualidade de vida e a satisfação com a prótese em utilizadores idosos de próteses completas. Int J Prosthodont. 2001 Jan-Fev;14(1):77- 80.

68.	Hegarty AM, McGrath C, Hodgson TA, Porter SR. Patient-centred outcome measures in oral medicine: are they valid and reliable? Int J Oral Maxillofac Surg. 2002 Dec;31(6):670-4.

69.	Peek CW, Gilbert GH, Duncan RP. Predictors of chewing difficulty onset among dentate adults: 24-month incidence. J Public Health Dent. 2002 Fall;62(4):214-21.

70.	Allen F, Locker D. Uma versão curta modificada do perfil de impacto na saúde oral para avaliar a qualidade de vida relacionada com a saúde em adultos desdentados. Int J Prosthodont. 2002 Sep-Oct;15(5):446-50.

71.	Sandberg GE, Wikblad KF. Saúde oral e qualidade de vida relacionada com a saúde em pacientes diabéticos de tipo 2 e controlos não diabéticos. Ata Odontol Scand. 2003 Jun;61(3):141-8.

72.	McGrath C, Comfort MB, Lo EC, Luo Y. A cirurgia do terceiro molar pode melhorar a qualidade de vida? Um estudo de coorte de 6 meses. J Oral Maxillofac Surg. 2003 Jul;61(7):759-63; 764-5.

73.	McGrath C, Hegarty AM, Hodgson TA, Porter SR. As medidas de resultados centradas no paciente para a doença da mucosa oral são sensíveis ao tratamento. Int J Oral Maxillofac Surg. 2003 Jun;32(3):334-6.

74.	Heydecke G, Locker D, Awad MA, Lund JP, Feine JS. Qualidade de vida relacionada com a saúde oral e geral com próteses convencionais e sobre implantes. Community Dent Oral Epidemiol. 2003 Jun;31(3):161-8.

75.	McGrath C, Comfort MB, Lo EC, Luo Y. Medidas de resultados centradas no paciente em cirurgia oral: validade e sensibilidade. Br J Oral Maxillofac Surg. 2003 Feb;41(1):43-7.

76.	McGrath C, Comfort MB, Lo EC, Luo Y. Alterações na qualidade de vida após cirurgia de terceiros molares - o período pós-operatório imediato. Br Dent J. 2003 Mar 8;194(5):265-8.

77.	Awad MA, Lund JP, Dufresne E, Feine JS. Comparação da eficácia de sobredentaduras mandibulares implanto-retidas e próteses convencionais entre pacientes edêntulos de meia-idade: satisfação e avaliação funcional. Int J Prosthodont. 2003 Mar-Abr;16(2):117- 22.

78.	Llewellyn CD, Warnakulasuriya S.O impacto da doença estomatológica na qualidade de vida relacionada com a saúde oral. Eur J Oral Sci. 2003 Aug;111(4):297-304.

79.	Slade GD, Foy SP, Shugars DA, Phillips C, White RP. O impacto dos sintomas, dor e inchaço dos terceiros molares na qualidade de vida relacionada com a saúde oral. J Oral Maxillofac Surg. 2004

Sep;62(9):1118-24.

80.   Shugars DA, Gentile MA, Ahmad N, Stavropoulos MF, Slade GD, Phillips C, Conrad SM, Fleuchaus PT, White RP. Avaliação da qualidade de vida relacionada com a saúde oral antes e depois da cirurgia dos terceiros molares. J Oral Maxillofac Surg. 2006 Dec;64(12): 1721-30.

81.   Bekes K, John MT, Schaller HG, Hirsch C.Oral health-related quality of life in patients seeking care for dentin hypersensitivity. J Oral Rehabil. 2009 Jan;36(1):45-51.

82.   Esperão PT, de Oliveira BH, de Oliveira Almeida MA, Kiyak HA, Miguel JA.Qualidade de vida relacionada à saúde bucal em pacientes de cirurgia ortognática. Am J Orthod Dentofacial Orthop. 2010 Jun; 137(6):790-5.

83.   Zanatta FB, Ardenghi TM, Antoniazzi RP, Pinto TM, Rosing CK.Associação entre sangramento gengival e aumento gengival e qualidade de vida relacionada à saúde bucal (QVRSB) de indivíduos sob tratamento ortodôntico fixo: um estudo transversal. BMC Oral Health. 2012 Nov 27; 12:53.

84.   Sheiham A, Cushing AM, Maizels JMA. Os impactos sociais da doença dentária. In: Slade GD (ed). Measuring oral health and quality of life. chapel hill:university of north carolina- dental ecology, 1997:48 - 55.

85.   Atchison KA. O índice geral de avaliação da saúde oral. in: Slade GD (ed). measuring oral health and quality of life. chapel hill:university of north carolina- dental ecology, 1997:48 - 55.

86.   Atchison KA, Dolan TA.Development of the Geriatric Oral Health Assessment Index (Desenvolvimento do Índice de Avaliação da Saúde Oral Geriátrica). J Dent Educ. 1990 Nov;54(11):680-7.

87.   Dolan TA. A sensibilidade do Índice de Avaliação da Saúde Oral Geriátrica aos cuidados dentários. J Dent Educ. 1997 Jan;61(1):37-46.

88.   Kressin NR, Atchison KA, Miller DR.Comparação do impacto da doença oral em duas populações de adultos mais velhos: aplicação do índice de avaliação da saúde oral geriátrica. J Public Health Dent. 1997 Fall;57(4):224-32.

89.   Dolan TA, Peek CW, Stuck AE, Beck JC. Three-year changes in global oral health rating by elderly dentate adults. Community Dent Oral Epidemiol. 1998 Feb;26(1):62- 9.

90.   Atchison KA, Der-Martirosian C, Gift HC.Components of self-reported oral health and general health in racial and ethnic groups. J Public Health Dent. 1998 Fall;58(4):301-8.

91.   Mascarenhas AK. Uma comparação da saúde oral em populações idosas que procuram e não procuram cuidados dentários. Spec Care Dentist. 1999 Nov-Dez;19(6):248-53.

92.   Calabrese JM, Friedman PK, Rose LM, Jones JA.Using the GOHAI to assess oral health status of frail homebound elders: reliability, sensitivity, and specificity. Spec Care Dentist. 1999 Set-Out;19(5):214-9.

93.   Locker D, Matear D, Stephens M, Lawrence H, Payne B.Comparação do GOHAI e do OHIP-14 como medidas da qualidade de vida relacionada com a saúde oral dos idosos. Community Dent Oral Epidemiol. 2001 Oct;29(5):373-81.

94.   Locker D, Matear D, Stephens M, Jokovic A.Oral health-related quality of life of a population of medically compromised elderly people. Community Dent Health. 2002 Jun;19(2):90-7.

95.   Wong MC, Liu JK, Lo EC.Tradução e validação da versão chinesa do GOHAI. J Public Health Dent.

2002 primavera;62(2):78-83.

96. Strauss Rp. O perfil de impacto dentário. In: Slade Gd (Ed). Measuring Oral Health and Quality Of Life (Medindo a Saúde Oral e a Qualidade de Vida). Chapel Hill: Universidade da Carolina do Norte - Ecologia Dentária, 1997;82 - 91.

97. Slade GD.The Oral Health Impact Profile. In: Slade Gd (Ed). Measuring Oral Health and Quality Of Life (Medindo a Saúde Oral e a Qualidade de Vida). Chapel Hill: Universidade da Carolina do Norte - Ecologia Dentária, 1997;94- 104.

98. Locker D, Jokovic A. Using subjective oral health status indicators to screen for dental care needs in older adults. Community Dent Oral Epidemiol. 1996 Dec;24(6):398-402.

99. Slade GD, Hoskin GW, Spencer AJ. Trends and fluctuations in the impact of oral conditions among older adults during a one year period. Community Dent Oral Epidemiol. 1996 Oct;24(5):317-21.

100. Slade GD.Derivation and validation of a short-form oral health impact profile. Community Dent Oral Epidemiol. 1997 Aug;25(4):284-90.

101. Allen PF, Locker D. Os pesos dos itens são importantes? Uma avaliação utilizando o perfil de impacto na saúde oral. Saúde Dentária Comunitária. 1997 Sep;14(3):133-8.

102. Slade GD. Avaliando a mudança na qualidade de vida usando o Oral Health Impact Profile. Community Dent Oral Epidemiol. 1998 Feb;26(1):52-61.

103. Allen PF, McMillan AS. O impacto da perda de dentes numa população de utilizadores de próteses: uma avaliação utilizando o Oral Health Impact Profile. Saúde Dentária Comunitária. 1999 Sep;16(3):176-80.

104. Allen PF, McMillan AS, Walshaw D, Locker D. A comparison of the validity of generic- and disease-specific measures in the assessment of oral health-related quality of life. Community Dent Oral Epidemiol. 1999 Oct;27(5):344-52.

105. Allen PF, McMillan AS, Locker D. Uma avaliação da sensibilidade à mudança do Oral Health Impact Profile num ensaio clínico. Community Dent Oral Epidemiol. 2001 Jun;29(3):175-82.

106. Kressin NR, Reisine S, Spiro A 3rd, Jones JA.Is negative affectivity associated with oral quality of life? Community Dent Oral Epidemiol. 2001 Dec;29(6):412-23.

107. Wong MC, Lo EC, McMillan AS. Validação de uma versão chinesa do Oral Health Impact Profile (OHIP). Community Dent Oral Epidemiol. 2002 Dec;30(6):423-30.

108. Locker D. Indicadores subjectivos do estado de saúde oral: Slade GD (Ed). Measuring Oral Health and Quality Of Life. Chapel Hill: University Of North Carolina- Dental Ecology, 1997:P. 106 - 112.

109. Leao AT,Sheiham A. O impacto dentário na vida quotidiana. In: Slade GD (Ed). Measuring Oral Health and Quality Of Life (Medir a Saúde Oral e a Qualidade de Vida). Chapel Hill: Universidade da Carolina do Norte - Ecologia Dentária, 1997:P.122 - 127.

110. Adulyanon S, Sheiham A.Oral impacts ondaily performances. In: Slade GD (Ed). Measuring Oral Health and Quality Of Life (Medir a Saúde Oral e a Qualidade de Vida). Chapel Hill: Universidade da Carolina do Norte - Ecologia Dentária, 1997:P.152 - 160.

111. Adulyanon S, Vourapukjaru J, Sheiham A. Oral impacts affecting daily performance in a low dental disease Thai population. Community Dent Oral Epidemiol. 1996 Dec;24(6):385- 9.

112. Tsakos G, Marcenes W, Sheiham A.Cross-cultural differences in oral impacts on daily performance between Greek and British older adults. Saúde Dentária Comunitária. 2001 Dec;18(4):209-13.

113. Sheiham A, Steele JG, Marcenes W, Tsakos G, Finch S, Walls AW.Prevalência do impacto das

perturbações dentárias e orais e dos seus efeitos na alimentação das pessoas idosas; um inquérito nacional na Grã-Bretanha. Community Dent Oral Epidemiol. 2001 Jun;29(3):195-203.

114. Melas F, Marcenes W, Wright PS.Impacto da saúde oral no desempenho diário em pacientes com sobredentaduras estabilizadas por implantes e pacientes com próteses completas convencionais. Int J Oral Maxillofac Implants. 2001 Set-Out;16(5):700-12.

115. Robinson PG, Gibson B, Khan FA, Birnbaum W. A comparison of OHIP 14 and OIDP as interviews and questionnaires. Saúde Dentária Comunitária. 2001 Sep;18(3):144-9.

116. Masalu JR, Astrom AN. Aplicabilidade de uma versão abreviada da escala oral impacts on daily performances (OIDP) para utilização entre estudantes tanzanianos. Community Dent Oral Epidemiol. 2003 Feb;31(1):7-14.

117. Robinson PG, Gibson B, Khan FA, Birnbaum W. Validity of two oral health-related quality of life measures. Community Dent Oral Epidemiol. 2003 Apr;31(2):90-9.

118. Relatório sobre a saúde oral no mundo 2003: melhoria contínua da saúde oral no século XXIst - a abordagem do programa mundial de saúde oral da OMS. Genebra, Organização Mundial de Saúde, 2003.

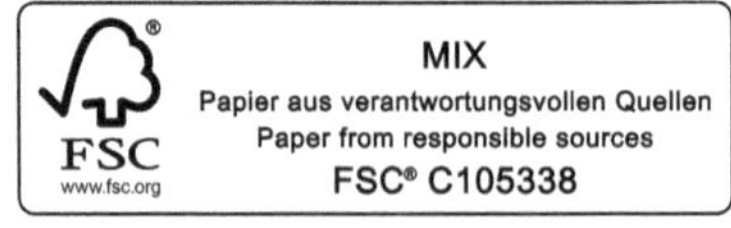

Printed by Books on Demand GmbH, Norderstedt / Germany